坐月子必知的
产后康复经

田宏伟 著

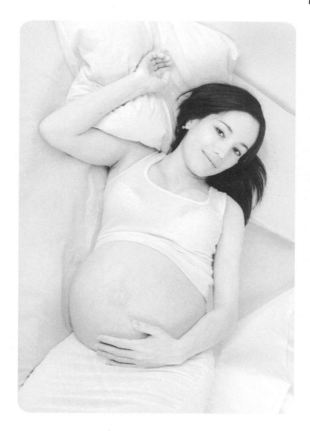

中国妇女出版社

图书在版编目（CIP）数据

坐月子必知的产后康复经 / 田宏伟著. -- 北京：中国妇女出版社，2017.6

ISBN 978-7-5127-1436-6

Ⅰ.①坐… Ⅱ.①田… Ⅲ.①产褥期—妇幼保健—基本知识 Ⅳ.①R714.6

中国版本图书馆CIP数据核字（2017）第088573号

坐月子必知的产后康复经

作　　者：田宏伟　著
责任编辑：路　杨
责任印制：王卫东
出版发行：中国妇女出版社
地　　址：北京市东城区史家胡同甲24号　　邮政编码：100010
电　　话：（010）65133160（发行部）　　65133161（邮购）
网　　址：www.womenbooks.cn
法律顾问：北京天达共和律师事务所
经　　销：各地新华书店
印　　刷：北京通州皇家印刷厂
开　　本：170×240　1/16
印　　张：15
字　　数：200千字
版　　次：2017年6月第1版
印　　次：2017年6月第1次
书　　号：ISBN 978-7-5127-1436-6
定　　价：39.80元

目·录
CONTENTS

Part 3 产后2天（48小时）

Part 4　产后3天（72小时）

Part 5　产后4天

Part 6　产后5天

Part 7　产后7天

Part 8　产后10天

Part 11　产后42天

Part 1

准妈妈产前全知道

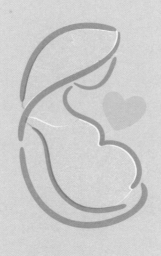

生产前的各种准备·谁陪产最好·自然分娩还是剖宫产·乳头有问题能喂奶吗·临产的表现·需要请月嫂吗·需要请催乳师吗·呼吸减痛法

生产前的物品准备

　　准备婴儿用的物品可能是准妈妈最关心和开心的一件事，但是准备的东西好像总也买不全，也不知道买了有没有用。下面是我根据自己在临床上妈妈们住院时和出院回家后的实际情况总结的经验，希望对妈妈们有所帮助。

各种证件资料

　　入院前要准备好身份证、户口本、医保卡、准生证、孕期保健手册、孕期产检资料、现金或银行卡等，现在有的医院也要核实爸爸的身份证了。最好在孕晚期把这些证件资料都放在一个文件袋里，住院时方便查找，也避免丢失。

需要为产妇准备的物品

■ **产妇需要的食品、饮料类**

●巧克力：产妇在第一产程潜伏期之前都可以通过巧克力补充能量，活跃期之后建议不要再吃巧克力，容易让本来已经口干舌燥的妈妈满嘴"糊"上黏黏的糖，感受也不太好。

●主食：方便食用且好消化的食品均可。松软的面包或蛋糕是不错的选择，另外可以适当喝些小米粥或白粥。

●水果：水果里我最推荐香蕉、橘子，吃起来不但方便，而且还能补充体力。

●红牛功能饮料：适当喝点儿可以补充体力。

●红糖：产妇产后喝红糖水，可以补养气血，也可以促进产后恶露排出。剖宫产产妇就不要着急喝了，因为剖宫产产妇还面临胃肠功能恢复的问题，太早进食甜食、豆制品等不宜消化的食物容易引起产妇腹胀，甚至肠梗阻，当然胃肠功能恢复就可以喝了。时间要控制好，不要喝太久，一般喝到产后10天左右就可以了。

■ **产妇用品类**

●喝水的器皿：如带吸管的杯子等。无论新妈妈产后采取何种体位，使用带吸管的杯子都是很方便喝水的。

●舒适纯棉睡衣：根据季节选择薄厚、长短袖睡衣，准备3套。

●哺乳内衣：生育后有的妈妈乳腺变化较大。如果妈妈站起时乳头低于乳根部，一定要准备几件哺乳内衣。如果妈妈乳腺变化不大，还是属于A、B罩杯的，不戴胸罩也没关系。

●内裤、卫生用品：准备纯棉内裤或一次性内裤多条。产妇专用卫生纸要比较宽的那种。卫生巾也有产褥期专用的，不用买太多。出血量不多后，建议妈妈们还是用卫生纸更好一些。

●一次性马桶垫：医院是公共场所，虽然会做消毒处理，妈妈还是最好带一个棉质的马桶垫，避免交叉感染，坐上去也不会感觉太凉。

●月子鞋、袜子、帽子：拖鞋要买月子鞋，选尽量包裹脚后跟儿的那种，夏薄冬厚，脚暖和就好。准备松口的袜子，夏天带薄袜或丝袜，秋冬带棉袜，总之产后一定要穿袜子。室内温度较低，或者外出时，最好给新生儿准备帽子，建议选择棉质的与头围大小合适、无帽檐的帽子。

●洗漱用品：早晚应洗脸刷牙，注意，牙刷选择软毛或产妇专用的牙擦，用温洗漱。毛巾最好多带两条，产妇和家属用的毛巾最好分开。

需要为宝宝准备的物品

●宝宝穿的衣服：准备新生儿和尚服，尽管医院也会提供宝宝的衣物，但是实在是不够换的，还是自己多备几件带上吧。和尚服方便穿脱，妈妈上手就会穿，所以先不要买套头的衣服。包裹的小毯子和小包被，虽然医院也会提供，但是多备几件是肯定会用得上的。

●宝宝卫生用品：婴儿湿巾是必需的，每次用湿巾前先在温水里蘸一下，一来可以去掉一些化学成分，二来温热的湿巾接触宝宝的皮肤不会刺激到宝宝；尿不湿也是必备的，记住：产前预计自己不会生4.5千克以上宝宝的妈妈，准备新生儿型号的尿不湿即可。另外，还要准备婴儿口水巾、浴巾、纱布、小毛巾等。

●小勺、小杯或注射器：在极特殊情况下，如果母乳喂养不顺利，可以暂时通过小勺、小杯或注射器哺喂母乳。

●指甲刀：有的宝宝出生时，指甲已经长得很长，指甲刀就派上了用场，不用非要买婴儿专用指甲刀，一般家用的就很好。

有的妈妈可能会问，怎么没有奶瓶和吸奶器啊？不建议妈妈准备吸奶器、奶瓶等人工喂养的物品，坚决拒绝奶瓶、奶嘴。

还有一些是不建议妈妈准备的物品：不建议买专用的哺乳睡衣，它会遮挡妈妈的视线，对于刚刚出生的小宝宝来说，还会影响宝宝吃奶，一般前面系扣的睡衣就最实用了；不用准备宝宝穿的小裤子，实际上刚出生的宝宝是很少穿裤子的。

为了方便大家采买，给妈妈们列一个更加详细的表格，准备好了就打钩，以防忘记和买重了浪费哦！

产妇需要的		宝宝生后需要的		宝宝在家里需要的	
巧克力		和尚服		婴儿浴盆	
面包或蛋糕		小包被		棉签、酒精	
补充能量的饮料		婴儿湿巾		婴儿专用洗发液、沐浴露	
红糖		尿不湿		润肤油	
香蕉、橘子		口水巾		隔尿垫	
睡衣3套		浴巾		婴儿专用的洗衣用品	
毛巾3条		纱布小毛巾			
袜子3双		指甲刀			
内裤多条		小勺、小杯子或注射器			
帽子					
马桶垫					
产妇专业卫生纸、卫生巾					
拖鞋					
洗漱用品、牙杯、牙刷					
水杯、吸管					

 小知识

　　妈妈可以在怀孕7个月时开始着手准备，这样时间比较充裕，妈妈精力也相对较旺盛，可以仔细为自己和宝宝选购所需物品。

生产前的环境准备

　　一个温暖舒适的生活环境对妈妈和宝宝的健康是非常重要的。如果气候干燥，我们成人都会觉得喉咙发干、发痒，宝宝呼吸系统还未发育完善，更会引起一系列的不适反应。所以，为妈妈和宝宝准备一个舒适的房间，是妈妈顺利康复、宝宝健康成长的重要保障。

　　产妇和宝宝居住的房间最好朝南或阳光充足，保持房间温度和湿度在适宜的范围。室温一般应保持在18摄氏度~22摄氏度，湿度为60%~65%。在天气温暖、阳光明媚的时候可以打开窗户，让阳光直照室内。无论春夏秋冬，每天都应该定时通风1~2次，以保证空气清新，给母婴提供足够的氧气（但要避免对流风吹到妈妈和宝宝）。如果是在冬季，为保持室内的湿度，要多擦擦地面和桌面，或地上放个水盆，让水汽蒸发出来，都是不错的方法。慎用空气加湿器，尤其是如果不能对加湿器每天换水、定期消毒，加湿器内会滋生霉菌，霉菌随着喷出的水雾散布到空气中，容易侵害到宝宝的呼吸道。室内不要放置鲜花和开花的植物，也容易引起宝宝过敏。不要把洗完的衣物晾在妈妈的卧室内，以防湿度过高，增加空气中的有害物质，从而加大宝宝呼吸道疾病的发生率。还要注意卧室内不要摆放太多杂物，显得拥护混乱，容易造成妈妈心理压抑，影响妈妈心情。

室内光线要柔和，避免强烈刺眼的灯光，房间内可以挂一些鲜艳的图片和可爱的小玩具，用以早期刺激宝宝的视觉，但不要距离宝宝的眼睛太近，位置也要经常变换，以免引起斜视。

在我们的习俗里，生孩子是喜事，"添丁进口"了嘛，亲朋好友都要来家里祝贺一下，送个大红包。但是同时也给妈妈和宝宝带来了不受欢迎的"客人"——病毒、细菌。所以，月子里妈妈和宝宝的房间应避免较多的人员出入，特别是有早产儿的家庭，更应减少亲友探视时间和次数。

生产前的心理准备

通常，越接近预产期，准妈妈的情绪和心里越发敏感与紧张，既有马上看到新生命的期待，又有对自己是否能顺利分娩及宝宝是否能健康出生的不确定感。

我们害怕、恐惧是因为不知道、不了解，就像晚上走路没有灯光，因为看不见、不了解路况而紧张、迈不开脚步，所以不敢快走，当灯光亮起时，我们才会大步向前，因为我们看到了、知道了道路的情况，心里有底了。当我们对将要发生的事情一清二楚，并知道怎么去应对时，相信这种害怕与恐惧就离我们越来越远了。因此，我们要做到放松心情，保持自信和乐观的精神状态，迎接新生命的到来。

这个时候准爸爸一定要和妻子多进行交流，给予鼓励和安慰，陪妻子一起参加孕妇学校，学习有关分娩和母乳喂养的知识，熟悉临产就诊、住院分娩的流程。丈夫对妻子住院分娩的准备工作尽量要全程参与，熟悉所有住院所需的资料和物品，让妻子轻轻松松地住院分娩，不要有太多事情去担心，也是对妻子顺利分娩有力的支持。

妈妈们一定要坚信，分娩是一个自然而然的生理过程，分娩的阵痛也是可以承受的。人类是大自然的一部分，自然环境里那么多的哺乳动物都能顺利分娩，我们也同样具有这种能力。分娩前适当运动，最好是去孕妇学校做专业的训练，一定会对准妈妈的顺利分娩起到很大作用的。

 小知识

　　害怕分娩阵痛的产妇，不妨事先了解下"无痛分娩"，即使用各种方法使分娩时的疼痛减轻甚至消失。产妇可以在分娩前与医生充分沟通，结合自身的情况判断是否适合无痛分娩。

为什么怀孕后容易产生情绪波动

　　孕期的女性朋友易产生情绪波动，很难一直保持愉快、平静的心情，而容易出现烦躁、委屈等不良情绪。从生理上来说，女性孕期分泌大量的黄体酮和雌激素所导致的内分泌的变化是情绪波动的主要原因，但不单单是激素变化的影响。有些准妈妈孕期不能很好地调节自己的心理状态，也易出现情绪波动。大多数准妈妈对孕期激素水平波动引起的情绪变化都能自行调整，是不会影响人际沟通和日常生活的。但也有一些准妈妈调整不好自己的状态，情绪波动会强烈一些，从而会影响个人的生活、人际关系以及工作。

哪些准妈妈容易情绪波动

■ 独生女

　　对于女性朋友来说，怀孕是个巨大的挑战，有喜悦，有期待，也有焦虑，有担心，更多的是期待。从一个被关怀、被照顾的女孩转换到准妈妈的角色，需要一个成长过程。面对人生中的许多第一次，很多准妈妈会不知所措，既渴望经过努力后成为合格的妈妈，又担心自己能力不足不能给孩子最好的照顾，从而陷入焦虑和担心之中。如今80后的独生子女为生育主力军，独生子女群体有独特的心理特点，从出生开始一直到结婚生子一直都是家庭中最受关注和保护的对象。独生子女背负着太多的希望和期待，他们被宠爱着的同时也被以爱的名义控制和塑造着，错过了许多成长和锻炼的机会，从而造成了许多独生女盲目攀比、对家长和爱人过度依赖、没有责任心等。很多独生子女一旦遇到困难和挫折就会焦虑、担心，会不知所措，所以独生子女更易产生情绪波动。

■ 事事追求完美的女性

没有"比较"就没有"计较"，一般来说白领女性受教育程度较高，往往对自己、爱人和孩子的要求都比较高，由此带来的烦恼也较多。这类人群无论是在孕期还是在产后，都会有过多的情绪波动。她们往往内心的恐惧和担忧太多，担心孩子发育不好；担心自己在分娩后不能够重新回到职场工作；担心产后容貌和身材不能恢复会影响夫妻感情和事业发展；担心孩子出生后谁来带孩子；担心有孩子后会影响夫妻关系；等等。这些担心和恐惧都会造成准妈妈情绪波动。

■ 高龄产妇

世界卫生组织将35岁以上第一次分娩的孕妇定为高龄初产妇。在受过高等教育的女性中，高龄产妇日益增多。她们经常担心高龄带来的不确定因素，例如，年龄大了自己能否正常分娩，年龄大了生的孩子会不会有问题，高龄产妇恢复起来一定不如年轻的准妈妈恢复快，将来恢复不好会不会影响职业发展，等等。这些都是影响准妈妈情绪波动的原因。有研究表明，产后抑郁发生率随着产妇年龄的增长呈上升趋势，高于28岁的初产妇产后抑郁发生率增加大约11%。

有研究发现，人们担心会发生的问题，其中只有约5%左右会发生。

准妈妈缓解不良情绪的有效方法

研究表明，准妈妈在孕期的不良情绪会给胎儿和产程带来不利的影响，严重的不良情绪会导致围产期和产褥期的病理问题，如妊娠期高血压疾病、早产、产力异常、乳汁分泌障碍、产后出血等，还会增加产后抑郁症的发生率。

日本有学者报道，产前健康教育可使产妇抑郁症的发生率降低，帮助准妈妈了解有关妊娠、胎儿宫内生长发育等知识，进行优生优育、产后保健、育婴知识的宣教，对于有产科并发症的准妈妈要积极帮助其调整心态、树立正确的认知，指导准妈妈进行合理的营养摄入和活动锻炼，消除准妈妈的紧张、恐惧心理，使其勇敢面对分娩。另外，准妈妈的自我调节是减轻抑郁症发生的关键。准妈妈要认识到自己孕期和产后的心理特点，尽量避免悲观情绪的产生；平时注意要有充足的睡眠时间，不要过于疲劳；闲暇时间可听一些轻柔的、舒缓的音乐或看一些图文并茂的书刊，或读一些幽默的笑话，来调节身心。丈夫要做好妻子的坚强后盾，对妻子因怀孕带来的不良情绪给予包容，对妻子的担心多给予安慰。另外，处理好婆媳关系也是避免发生产后抑郁症的关键因素。

　　我有一个临床案例：小A，女，35岁，家住城市，独生女，大学教师。丈夫与她是大学同学，男方家在农村，两人在同一个单位工作。结婚后夫妇双方经过几年辛苦打拼，在单位都小有成就。在城市买房定居后怀孕生子。小A因觉得自己年龄偏大了，怀孕后基本上就没有上班，婆婆也从农村搬来照顾她。前几天孩子刚刚满月，单位同事们都来道贺，互相问候，诉说着各自的工作成就。同事们走后，小A有种莫名的失落。最近这两天不知什么原因总感觉心情低落，看着婆婆照顾孩子也不满意，对爱人也总发脾气，总觉得爱人不理解自己，觉得自己特别委屈，莫名地想哭，看着孩子哭闹时觉得孩子也麻烦。小A是个非常理性的人，觉得自己可能是哪里出问题了，于是跟爱人商量决定向心理咨询师求助。

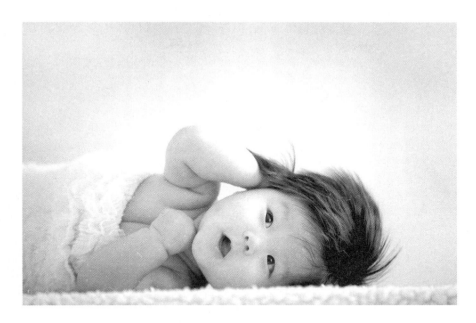

　　小A的问题出在哪里了呢？我们来共同解读一下。首先，小A是独生女，出生在城市，家庭条件不错。父母要求严格，养成了小A凡事追求完美的性格。她参加工作以后为了事业一直避孕，不放过任何学习和升迁的机会，也正因为这些出色的表现使其在工作领域小有成就。然而，小A虽然从小学习成绩优异但是生活能力较差，怀孕期间婆婆和爱人对其呵护有加，她自己什么都不用做也不觉得有什么，但是生了孩子以后，发现自己什么都不会，对于照顾孩子更是一窍不通。这对小A是个打击，她一直觉得自己是最优秀的。可是自从她怀孕后因为年龄偏大，当时受孕比较困难，所以基本上停止了工作，待在家里保胎直至分娩。现在宝宝出生了，突然感觉自己特别失落，没有了在单位的备受关注，婆婆和爱人也把注意力更多地转移到孩子身上了。听到同事们诉说着各自的成就后想到自己因为生孩子在事业上失去了好多机会，小A觉得自己比别人差了，都是因为生孩子，因此对婆婆和爱人会有埋怨，看什么都不顺眼，总想发脾气。

另外，小A产后雌激素和孕激素水平急剧下降，这也是引起小A情绪波动比较大的原因。相信大家也找到了小A问题的根源了吧！找到原因也就找到了解决方法。我首先建议小A去专业的医院做个心理测试，测试结果提示有轻度的产后抑郁症状，经过几次咨询小A自己就解决了问题，现在不仅学会了照顾孩子的技巧，还改变了一些认知。目前，小A生活幸福，对于调整孕产妇情绪波动有了自己的看法，在单位还成了这方面的专家。我们共同祝愿小A家庭幸福，生活美满。

谁在身边陪我生产最好

陪准妈妈陪产的当然最好是准爸爸了！让爸爸看到妈妈的辛苦与不易，才能真正体会到妈妈的伟大，从心理上、行动上更加关心自己的妻子。

丈夫是要陪伴我们一生，一起走过青年、中年和老年的人。在我们人生最关键、最难忘的时刻，和最大的人生角色转换的时刻，那个最重要的人如果缺席的话，这不单单是妈妈的遗憾，也是作为一名父亲的遗憾。如果能亲自看到宝宝来到这个世界上，对每一位爸爸来说都可以算是一次人生的洗礼。当你们一起走过几十年以后，回想起此时此刻，不是你在产房声嘶力竭，他在外面心急如焚，而是双手紧握在一起共同加油使劲，那个画面才是值得你们回味的。

爸爸学习了分娩和母乳喂养的相关知识，在妻子分娩时不单单是给予精神上的鼓励，还有实际行动上的帮助，比如疼痛时轻轻安抚妻子的腰部，减轻她的疼痛，并给予语言上的支持和鼓励。当妻子有物质需求时，能够及时供应，这些对产妇能否顺利分娩都会起到有力的帮助。

很多妈妈会选择自己的母亲陪在身边，无形中就把孩子的爸爸排除在了你和孩子之外，在以后的家庭生活中，老人的角色占据主要的地位，多多少少会影响到夫妻关系；同时也把一些爸爸该承担的责任和义务给剥夺了，今后的夫妻关系可能容易出现问题。是让爸爸更多地参与，还是把他推得更远，妈妈们自己好好思考一下吧。

小知识

需要注意的是，心理素质较差的准爸爸，或有晕血症、严重心脏病及高血压等疾病的准爸爸，不适合陪产。

06

自然分娩还是剖宫产

有些产妇和家人误认为剖宫产可以免受痛苦，既不改变体形，又能保证婴儿的安全，因此盲目追求剖宫产是错误的选择。

其实剖宫产是为了解决难产和某些产科合并症，挽救产妇和围产儿生命的有效手段，是非正常情况下迫不得已的选择。只有自然分娩才是对妈妈和宝宝最有利的分娩方式。

自然分娩的好处很多：

● 分娩阵痛使子宫下段变薄、上段变厚、宫口扩张、产后子宫收缩力更强，有利于恶露的排出，也有利于子宫复原。

● 分娩过程中子宫收缩让胎儿肺部得到挤压，使其表面活性物质增加，肺泡易于扩张，减少出生后呼吸系统疾病的发生率。

● 一些免疫物质在分娩过程中可由母体传给胎儿，使宝宝具有更强的抵抗力。胎儿通过产道的挤压，还可以促进大脑及前庭功能的发育，对宝宝长大后的运动能力有很大好处。

尤其如今二胎政策放开了，如果第一胎你就没能顺产，那第二胎顺产的概率相对就小。剖宫产毕竟不是正常的分娩方式，对人体是有损害的，所以建议产妇还是坚持顺其自然的分娩方式吧！

但是，如果产妇有了剖宫产的适应证，纵然自然分娩好处再多，也一定不能硬撑！准妈妈和胎儿如果有下述指征，应行剖宫产。

剖宫产的指征

胎儿的指征	准妈妈的指征
胎儿过大，准妈妈骨盆无法容纳胎头	骨盆狭窄或畸形
胎儿宫内缺氧或分娩过程中缺氧，短时间不能顺利分娩	软产道异常，如瘢痕、梗阻、子宫体部有过修补缝合及矫形等
胎位异常，如横位、臀围，尤其是胎足先入盆、持续性枕后位等	产妇处于危急状态如妊娠毒血症、先兆子痫、子痫，有严重的内科合并症等
产程停滞，胎儿从阴道娩出困难	

 小知识

第一胎剖宫产，第二胎还要剖宫产吗？不一定，如果第一胎是因为胎心异常、宫缩乏力而进行的剖宫产，骨盆、会阴、宫颈没有问题，临产后宫缩有力，第二胎是可以自然分娩的，但具体的还要经医生综合评估后决定分娩方式。

07

我会有奶吗

很多妈妈都会问我："我的乳房那么小，能有奶吗？"还有的妈妈会说："我的妈妈奶水就不好，我会不会遗传我妈妈的情况啊？"等等，总会有些妈妈为自己的乳汁够不够而担心。

其实作为哺乳动物的我们，给孩子喂奶是母亲的天性，是与生俱来的本能。大部分女性只要方法得当，都是会有奶水的。乳汁分泌的多少与乳房的大小没有必然联系。乳房中对乳汁分泌起关键作用的是乳腺组织。有的女性乳房很大，其实多是脂肪组织，乳腺反而不发达，乳汁很少；有的女性虽然乳房很小、胸部很平，但乳腺发育正常，乳汁照样丰富。

乳汁分泌还与我们的中枢神经系统密切相关，过度的紧张、忧虑、愤怒、惊恐等不良精神状态都可以引起乳汁分泌减少。因此，妈妈要在分娩后好好休息和睡觉，起居、饮食要有规律，保持心情愉快。只要妈妈有信心，让乳腺得到有效、充分吸吮，在没有严重的合并症的情况下，都是可以有奶的。

我做促进母乳喂养的工作已经快7年了，为数万名妈妈做过产后康复工作，其中真的没有奶的妈妈不超过10个人，而这10个人就像我说的都是有各种各样的原因的。

 小知识

女性的乳房在孕期会有较显著的变化，充分发育为泌乳做好准备，如乳房变大、乳晕颜色加深、乳晕外围有结节状隆起；在孕晚期，就会有少量淡黄色稀薄液体溢出称为初乳。

乳头凹陷、乳头过大能喂宝宝吃奶吗

临床上乳头凹陷分真性和假性两种。

假性乳头凹陷在牵拉后能够呈现正常的乳头外观，是不会影响妈妈哺乳的。只要在哺乳前把乳头拉出来，再让宝宝含接，就可以喂奶了。

真性乳头扁平或凹陷的妈妈应该在孕37周后开始向外适当牵拉乳头，让它变得更容易含接。操作前要用温水洗净双手，用温热的毛巾湿敷乳头、乳晕的位置，顺势清理一下乳头上脱落的细胞和衣物纤维。用手牵拉时，拇指和食指呈C字形放在乳头两侧的乳晕上，距乳头1.5厘米～2厘米的距离，先向外轻轻拨动，暴露乳头后，用手指轻轻捏住乳头，再向外牵拉。每次10～15分钟，一天2次，用不了多久，准妈妈就会看到效果的。临床上也会用到乳头牵引器，都能起到不错的效果，就是使用时注意时间和力度，不要因使用时间过长、力度过大而造成乳头水肿。

乳头偏大的妈妈们，你们可不要小看了宝宝的能力，别看宝宝的嘴小，可是里面的空间可一点儿都不小呢！妈妈的乳头是软的，可以以最小的直径被吸进宝宝的嘴里。如果妈妈的乳头直径大过3厘米，即使宝宝不能完全吸进去，含接部分的乳头也是会吃到母乳的。随着时间的推移，宝宝越长越大，妈妈乳头偏大也就不算问题啦！

小知识

遗传因素导致的先天性发育不良是乳头凹陷的很重要的原因。另外，乳腺炎症、乳腺癌巴会造成女性乳头凹陷，这些疾病还伴有其他表现。例如，乳腺炎患者还会出现乳腺肿胀和疼痛；乳腺癌患者会有乳腺肿块、乳头溢液、乳腺皮肤出现"酒窝征"等。有乳头凹陷的女性怀疑患病时，一定要尽早就医。

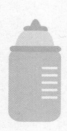

09

妈妈什么情况下不宜哺乳

•如果妈妈是乙肝病毒DNA阳性和大三阳，肝功能正常时，在高效价乙肝免疫球蛋白和乙肝疫苗双重免疫下，可以母乳喂养，但是肝功能不正常时，不建议妈妈进行母乳喂养。

•妈妈处于梅毒、结核病活动期时不宜母乳喂养；呼吸道感染伴发热、产褥感染较重、妈妈服用了对宝宝有影响的药物时也不宜母乳。

> **小知识**
>
> 乙肝病毒主要通过血液传播、医源性传播、母婴传播、性接触传播以及生活密切接触传播，而拥抱、握手、咳嗽、打喷嚏不会造成乙肝病毒传播。

•甲肝急性期有较强的传染性，处于这个时期的妈妈不宜母乳喂养。

•患艾滋病的妈妈不建议母乳喂养。

•母亲患严重疾病如严重的心脏病、精神疾病时不宜母乳喂养。

•宝宝患有半乳糖血症、苯丙酮尿症时，应停止母乳喂养。

10

见红了，要不要马上去医院

医生说37周就足月了，我已经39周了，还是没有动静，今早发现见红了，我是不是快生了，要去住院吗？

临产时子宫收缩，宝宝的头开始下坠入盆，胎膜和子宫壁逐渐分离摩擦就会引起血管破裂而出血，这就是俗称的见红。一般来说，见红后的24小时内就会开始出现阵痛，进入分娩阶段。但是实际情况是很多人见红后几天甚至1周后才分娩。产妇个体差异很大，所以关键在于见红后观察它的性状、颜色、量等再作判断。

见红通常是流出粉红色或是褐色的黏性液体，或是分泌物中带血丝。如果只是淡淡的血丝，量也不多，准妈妈可以留在家里观察，平时注意不要太过操劳，避免剧烈运动就可以了。但是，如果你的分泌物像经血或是鲜红的血，应尽快到医院去。

 小知识

在临产前，阵痛和见红都是不可避免的。准妈妈一定不要紧张，保证充足睡眠，正常进食，保持好的心情，耐心等待分娩的到来。

11 临产前准妈妈会有哪些表现

•假临产：这是很多准妈妈在分娩发动前常常出现的情况，特点是宫缩持续时间短且不恒定，间歇时间长而不规则；宫缩的强度没有进一步加强；不伴随出现宫颈管消失和宫颈口扩张；夜间出现比较频繁，白天消失；住院后给予镇静剂可以抑制假临产。

•胎儿下降感：随着胎先露下降入骨盆，宫底也随之下降，多数准妈妈能感觉到上腹部比以前舒服，进食量增加，呼吸顺畅很多。但是，由于胎先露入盆压迫了膀胱，准妈妈又会出现尿频的症状。

以上这两种情况准妈妈是不用着急住院的。

如果产妇阴道流出鲜血，超过生理期的出血量，或者伴有腹痛的感觉，就要马上入院就诊。当有不明液体流出时，应该取平卧位，或抬高臀部，以防羊水流出过多或发生脐带脱垂的情况。如果准妈妈是第一次分

 小知识
　　大部分宝宝都会在38～40周出生，但比预产期提前或延后一两周也是正常的。

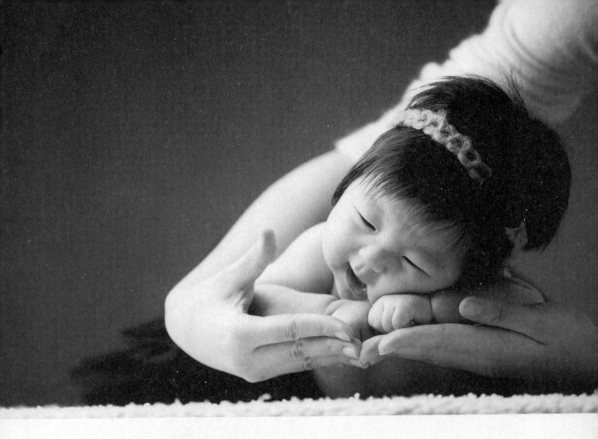

娩，出现腹部疼痛持续40~60秒，间隔5~6分钟再次疼痛，表明准妈妈即将临产，要去医院产科住院。如果是二胎的妈妈，分娩过程会快很多，所以一旦有宫缩疼痛的表现要尽快就医。

我需要请月嫂吗

　　很多妈妈觉得自己带孩子没有经验，老人的经验又过时了，请一位专业的人士能够让孩子得到最好的照顾，妈妈自己也能减轻疲劳。

　　但是随着月嫂的加入，新的问题又出现了。妈妈要知道，母亲的角色是没有人能够代替的，而很多妈妈因为请了月嫂，忽视了自己的责任，放弃了自己的权利和义务，把所有的事情都交给了月嫂，当有的月嫂的理念和方法不合时宜时，作为一个母亲不能及时分辨和处理。当月嫂离开后，妈妈一下子变得手足无措，不知道该怎么照顾孩子，孩子也突然变得特别不好带，一天总是哭。

　　妈妈们应该多去参加孕妇学校的学习，多掌握一些育儿知识。在身体恢复一些后，做一点儿力所能及的事情，参与到照顾宝宝的工作中去。这么做妈妈在体会了亲子快乐的同时，增进了亲子关系，也不会让宝宝把月嫂误认为是自己的妈妈。月嫂只是配合妈妈来完成照顾宝宝的工作，而不是代替妈妈的。

我需要请催乳师吗

存在即合理，催乳师这个职业出现这么多年，还有那么多人在从事，说明这个职业是被市场需要的。但是，催乳师不能解决母乳喂养中妈妈遇到的所有与喂养相关的问题，也有一些妈妈受到不恰当的治疗后，出现了更严重的后果。所以，还是建议妈妈自己掌握一些基本知识，能够分辨出得到的治疗是否恰当，或到正规的医疗机构去寻求帮助。

如果你的催乳师按摩特别痛，让你难以忍受的话，那你的治疗就属于过度了。疼痛是我们每个人最基本的自我保护能力，是机体受到伤害的一种警告。就像我们切水果，刀不小心碰到了手指，感受到疼痛，我们立刻就停止了动作，如果感受不到疼痛，那我们的手指可能就不存在了。

当妈妈的乳腺觉得胀痛的时候，提示该给孩子吃奶了，孩子吃完奶了，乳腺自然就不胀了。如果由于饮食不当或没有做到纯母乳喂养，宝宝吃完奶，妈妈的胀奶问题仍没有得到明显的改善，这个时候就需要专业的医务人员来帮助了。具体问题要具体分析，不是单单的按摩乳腺就能解决所有问题的。妈妈的饮食、宝宝的喂养方式、哺乳姿势、妈妈的心情等因素都是我们要考虑的因素。

　　临床中一些妈妈的乳腺特别爱出问题，经过详细的询问才知道，这些患者大都接受过暴力催乳。可能做完当时没有什么不良后果，但是在以后的喂养中，这些妈妈总是反复出现乳腺炎或乳腺炎迁延不愈。例如，妈妈的乳晕下突然起了一个硬硬的肿块，宝宝吃完奶或按揉肿块都消不了，B超检查显示乳腺导管扩张，有多发囊性回声。另外，乳腺胀奶一般应是腺体或是远离乳晕的部位胀，而现在临床上最多见的胀奶是乳晕周围胀，这些都是受到错误手法催乳后的结果。

　　以北京某年分娩量过万人次的医院为例，化脓性乳腺炎（产后乳腺很常见的肿块表现）切开引流的患者一年有500例之多。在现在医疗这么便捷和发达的时代，化脓性乳腺炎的发病率如此之高，是不是该引起我们的注意了？

小知识

　　急性化脓性乳腺炎表现为乳房肿胀疼痛、有压痛性肿块，表面皮肤发红发热，患者还会有寒战、高热等全身表现，严重者会形成乳房脓肿，应及时治疗。

学会呼吸减痛法

呼吸减痛分娩起源于1952年，是由法国产科医生Lamaze先生研究、推广并在临床中使用的，因此被称为"拉玛泽呼吸法"。这种方法可以帮助产妇减少对分娩的恐惧，获得分娩的技巧，更有信心地迎接分娩，提高自然分娩率。

现在，我国各大医院的孕妇学校都有"拉玛泽呼吸法"的系统训练课程。当准妈妈们检查没有不适合练习的合并症后，应该从怀孕7个月开始练习，直到分娩结束。准妈妈通过对神经肌肉控制、产前体操及呼吸技巧训练的学习过程，掌握如何在分娩时将注意力集中在对自己呼吸的控制上，从而起到转移疼痛、放松肌肉、保持镇定、加快产程，确保母婴平安的作用。"拉玛泽呼吸法"必须在身心完全放松的情况下，才能发挥最好的减痛效果。因此，准爸爸平时应协助准妈妈做肌肉放松的练习，和准妈妈一起学会正确的运动及待产按摩放松技巧。

练习"拉玛泽呼吸法"时坐着或躺着都可以，眼睛注视一个点，在训练呼吸的同时辅以手的按摩，用不同的呼吸方法作用于不同的生产阶段。

廓清式呼吸

这是"拉玛泽呼吸法"中最基础的方法。用鼻子慢慢吸气到腹部，然后用嘴唇像吹蜡烛一样慢慢呼出。这种呼吸方法使用在每次宫缩开始和结束的时候。

胸部呼吸

用鼻子慢慢吸气至胸腔，嘴唇像吹蜡烛一样慢慢呼气。这种呼吸方法使用在子宫收缩初期且收缩程度较轻时。每次呼吸速度要平稳，吸入量、吸出量要保持平均。

闭气用力呼吸

双脚抬高，屈曲膝盖，双腿分开放在椅子上，臀部尽量放在椅子边缘。眼睛看着肚脐，大口吸气后憋气，往下用力，尽可能憋气20～30秒，吐气后马上再憋气用力，直到宫缩结束。这个练习准妈妈可以在孕37周时再开始，只需模拟，不要过分用力。这种呼吸方法使用在孩子娩出的阶段。

哈气呼吸

全身放松，嘴巴张开，像喘息式的急促呼吸。当胎头娩出到一定程度，为避免用力过猛而造成会阴部损伤，助产士会告诉你"不要用力"时，就可使用这种呼吸方法。

"拉玛泽呼吸法"鼓励准妈妈自然分娩，减轻准妈妈坚持自然分娩的疼痛，所以对母子的安全与健康是很重要的。

小知识

如果准妈妈没有时间去孕妇学校学习，在网上有这样的视频，自己在家练习也是可以的，但是要注意安全，不要太用力。

Part 2

产后1天（24小时）

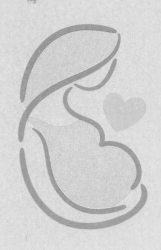

第一次下床活动·排尿困难怎么办·如何避免乳头错觉·能喝猪蹄汤吗·睡觉是最好的休息·为什么会腹泻·吸奶器有用吗·产后爱出汗怎么办

第一次下床活动

产后第一次下床活动你知道该怎么做吗？很多妈妈听了这个问题会觉得挺奇怪的，下地走两步嘛，有什么难的。可事实上，一些产妇在刚刚生完宝宝后第一次起床活动就出现头晕、出虚汗，进一步出现晕倒甚至意识丧失的情况，这个时候家属就会在病房里不知所措，大声呼喊医生、护士。经过医生、护士一阵忙碌的吸氧、测血压等对症治疗后，产妇才慢慢恢复过来。家属和产妇自己都被吓一跳，紧张得不行。

妈妈经过长时间的产程，消耗了大量的体力、热量和水分，身体比较虚弱，生产完后又主要以卧位为主，如果起床时动作过快，一下子就站了起来，大脑的血液供应不足，就容易出现上面的一系列状况。再简单一点说，就像很多人蹲久了突然站起来就会晕倒的原理一样，产妇正处于特殊时期，生产过程中体液、血液损失，肌肉、神经高度紧张后的彻底放松，睡眠不足等很多因素加在一起，就容易导致上述情况的发生。

所以，妈妈们还是要以预防为主，起床时慢一点，先从半卧位开始，如果不感觉头晕、心慌，再进一步起身到坐位，稍稍停留一会儿，还是没有不适症状后，再起身站在床边适应一下。如果过程中出现心慌、头晕、视物模糊等情况，要迅速回到原来的体位，慢慢来。只要不是产后出血量突然增多的情况，妈妈们稍加注意，上述情况大多数是可以避免的。

 小知识

　　妈妈生产后的第一次下床活动，可以先在室内来回走走，时间不宜过长，感到疲劳的话要立即停下来休息。

不会排尿、排尿困难怎么办

终于站起来了，坐在马桶上突然发现自己不会排尿了！

分娩后产妇会出现排了好多次的尿都尿不出来；或者出现每次都要好久才能排出尿来，排得也不多等情况。这样正常吗？如果出现这些情况，产妇就要警惕产后尿潴留的发生了。这是因为分娩过程中子宫压迫膀胱及盆腔神经丛，使膀胱肌麻痹，失去了收缩的功能，而导致了产后尿潴留。

首先，产妇在分娩后不要感觉有尿意了再去排尿，我们要有意识地在分娩后2小时内就尽快自行排尿，预防是最重要的。刚刚经历了分娩疼痛的妈妈由于外阴创伤、会阴水肿、惧怕疼痛而不敢用力排尿，也会导致尿潴留的发生。面对此种情况，家属应首先帮助妈妈排除种种顾虑，循循善诱，鼓励她下床排尿。如果尿不出来，可以打开旁边的水龙头，让妈妈听流水的声音，或用温水冲洗会阴，都会起到促进排尿反射兴奋的作用。如果还是排不出来，物理治疗、中医针灸都有不错的效果。如果已经感觉有尿意了，就是排不出来，不要再大量喝水，这样只会让膀胱充盈得更加严重，导致张力过大而使膀胱进一步失去收缩功能。这时就不得已走到最后一步——放置导尿管，保留导尿。

大多数产妇分娩后膀胱排尿功能均能逐渐自我恢复，部分产妇由于分娩过程中膀胱、尿道受到一定程度的损伤，导致产后尿潴留，也不用太担心，经过一段时间留置导尿管，让膀胱得到充分休息后，排尿功能都是能恢复的。

 小知识

产后尿潴留不但会影响子宫收缩、导致阴道出血量增加，还会引起产后泌尿系统感染，所以妈妈发生尿潴留要及时处理。

避免乳头错觉的产生

　　刚出生的宝宝很容易因为第一次吃到的不是母乳，而是吃的用奶瓶喂的配方奶，误以为奶瓶才是能够吃饱的食物来源，而产生乳头错觉。有的妈妈因为担心母乳不足，在给宝宝喂完母乳后用奶瓶添加配方奶粉，也容易让宝宝产生乳头错觉。宝宝产生乳头错觉，会影响母乳喂养的顺利进行。

　　我们要让宝宝在出生后30分钟内吸吮妈妈的乳房，让宝宝知道这才是他唯一的食物来源。有的妈妈担心自己的乳房没有奶，宝宝吃不饱，而出现低血糖或黄疸加重的情况。如果妈妈有这种担忧，首先要向医务人员咨询，让专业人员判断一下母乳是否能够满足宝宝的生理需要。妈妈的奶如果能够满足宝宝的需求，那妈妈就要放下顾虑，让宝宝在怀里吃就好了；如果不能满足，可以在宝宝充分吸吮过妈妈的乳房后用量杯或小勺适量添加奶粉，但一定注意不要让宝宝吃得太容易，要一点一点地喂，吃得太容易了，小勺喂配方奶也是可以让宝宝产生乳头错觉的。

还有一种方法就是床旁加奶。在宝宝吃奶的同时，用一根细细的管子放在乳头旁边，宝宝的嘴把乳头和吸管都含进嘴里，管子的另一头放在冲好的配方奶液里。这样宝宝在吸吮妈妈的乳房同时，也会吃进配方奶，既满足了孩子的生理需要，还不用担心乳头错觉的发生。

 小知识

一般来说，顺产的妈妈下奶顺畅需要3天，剖宫产的妈妈需要5天，所以刚生产完没什么奶很正常，但还是要尽早让宝宝开始吸吮。

有的妈妈担心上班后宝宝不吃配方奶粉，于是在休产假的时候就把乳汁挤出来放在奶瓶里喂。这种方法喂养宝宝，孩子乳头错觉的发生率就更高了。我认为妈妈为了休完产假以后不确定的事情而改变目前的喂养方式，是没有必要的。在这个阶段，还是要尽量母乳喂养，让小宝宝多吸吮，这比手挤或用吸奶器都要好。

能喝猪蹄汤吗

　　我不建议妈妈太早喝油腻的下奶汤。一是因为妈妈刚生完宝宝，胃肠功能还没有恢复，喝这么油的汤容易发生腹泻。剖宫产的妈妈喝还可能会出现腹胀、不爱排气的状况。再有，大部分妈妈的营养状况较好，不用刻意进补。

　　过去老人总说，小孩生下来都不好看，像一个小老头一样，身上都是褶，而看看我们现在出生的宝宝，一个个白白胖胖的，哪来的褶呀？过去8斤多的巨大儿很少见，但现在都很稀松平常了！在营养不缺乏的情况下还刻意进补，就像庄稼地浇多了会涝一样，会出问题的。本来妈妈的乳汁刚好喂足宝宝，可喝了汤以后，妈妈一下子下来那么多奶，宝宝只有十几、几十毫升的胃容量，那剩下的奶存在妈妈的乳腺里，不及时排出，会很容易胀奶，进而发生乳腺炎。所以，妈妈们喝汤一定要谨慎哦！如果要喝，尽量不要喝太油的汤，或用吸管来喝，每次不要太多，只要一小碗就够了，多了只会增加妈妈乳腺出问题的概率。

产后饮食还是要以清淡易消化为主。这个时候越是平常的、大众的饮食，对妈妈越安全，如小米粥、鸡蛋羹、龙须面，都是不错的选择。月子期间吃饭一定注意，首先要保证碳水化合物也就是主食的足量摄入；接下来是适量摄入蔬菜和水果；肉类和蛋类摄入量所占比例是最小的。如果把食物摄入比例吃反了，那妈妈们患乳腺炎的概率也是会提高的哦！

 小知识

　　妈妈产后要想喝汤，可以先从清淡、不油腻的鱼汤开始，然后慢慢过渡到鸡汤、牛羊肉汤等汤，家人在熬汤时要将汤表面浮油撇干净，可以在汤里加点红枣、花生、蔬菜、黄豆等，使营养更全面，还可以稀释汤水的油脂。

乳腺软软的还没有乳汁，宝宝哭了要吃奶怎么办

 小知识

妈妈产后乳房没有胀的感觉不代表一定没有奶水，可以用手挤压乳头，如果有奶水溢出，说明泌乳正常，可以开始哺乳了。

宝宝哭了，我的乳腺还没有足够的乳汁来喂宝宝，家人问我："宝宝饿了，怎么办？"

其实妈妈不用担心，孕期妈妈的乳腺里会分泌一种透明的分泌物。这些分泌物也会满足宝宝一定的需要，只要让宝宝吸吮就好了。因为宝宝的胃生下来只有几毫升的容量，他在妈妈肚子里带出来的能量是够维持一段时间的。就像很多宝宝出生后就是睡觉，根本不吃奶的情况也是有的。有的时候宝宝哭了，可能只是不太适应外面的世界，不一定就是要吃奶，这时候抱一抱他，给他创造一个类似宫内的熟悉环境，一会儿就好了。

所以，当宝宝饿了，出现小嘴来回寻找的表现时，要第一时间让宝宝吸吮妈妈的乳房。经过充分吸吮后，宝宝如果仍然哭闹，可以采取其他喂养方法，这些方法我在前面的内容都讲过了，就不再重复了。

宝宝要吃奶了，妈妈怎么喂

其实刚生完宝宝的妈妈还是侧躺着喂宝宝比较好。一是因为妈妈刚刚经历了分娩的艰辛，身体比较虚弱，长时间坐着抱宝宝太疲劳了。二是这个时候妈妈的会阴都会有一些水肿或血肿，疼痛的感觉还比较明显，坐着会加重妈妈的痛苦。三是妈妈这个时候骨骼连接还没有恢复到孕前的状态，长时间坐着不利于妈妈骨盆的恢复。所以，建议妈妈们在生完宝宝的最初几天，还是选择侧躺的姿势喂奶比较好。

妈妈身体恢复几天后，如果长时间坐着不觉得疲劳和骨盆酸痛，就可以经常坐着了。宝宝在刚出生时，颈部肌肉还没有完全发育，不能长时间承托起头部的重量，所以妈妈抱宝宝要横抱，不宜竖抱。把宝宝的头放在妈妈的一侧臂弯里，肘部护到宝宝枕骨下，靠近脖子的位置，让宝宝的头轻轻向后倾，或与妈妈的身体保持平行的位置。妈妈的前臂和手腕托住宝宝的背和腰部，手护住宝宝的臀部和大腿，这样妈妈的一只手就可以抱起宝宝，而另一只手就处于放松状态了。

妈妈记住一定要用哺乳枕或垫子把自己的胳膊垫起来，让宝宝的重量不要压在胳膊上，以免造成肌肉劳损。这是比较常用的姿势。另一种姿势是妈妈用一只手托住宝宝的背、脖子、头，另一只手托住他的小屁股和腰。这种姿势比较多用于把宝宝从床上抱起和放下，不适合经常使用。妈妈应防止不正确的抱宝宝的姿势对宝宝脊椎的损伤，这些损伤虽然当时不易发现，但可能影响宝宝将来的生长发育。

总之，喂奶的原则就是省力、舒适。不要让妈妈用自己的力量去托起宝宝，一定要学会使用工具，卸掉加在妈妈身上的力量，让妈妈远离后背痛、肩膀痛、手腕痛等。

小知识

妈妈产后要注意别着凉，不要碰凉水，当出现手腕痛、后背痛、肩膀痛时，一定要注意休息，疼痛难忍时要及时看医生，进行适度的锻炼、热敷或物理治疗。

07

剖宫产后平卧期间如何喂宝宝

剖宫产后要平卧8个小时，现在还没到时间，宝宝已经哭了，我该怎么喂宝宝啊？

宝宝吸吮第一口奶不单单是为了充饥，还可以通过吸吮妈妈的乳头，吞下妈妈乳头及其周围皮肤上的大量需氧菌和乳管内的厌氧菌，这对宝宝肠道菌群的建立是非常有利的。妈妈不要因为体位、没奶等各种理由剥夺了宝宝吃第一口奶的权利。

剖宫产的妈妈因为采用了腰硬联合麻醉的原因不能太早起身，这个时候就需要家属的帮助了。妈妈平卧位时，把宝宝抱到妈妈的身边并侧卧。如果妈妈的乳腺比较大，是梨形的乳腺，平卧位时乳腺的位置就会向两侧移动，宝宝是很容易就能吃到奶的。如果妈妈的乳腺比较结实，是苹果形的乳腺，那就将宝宝的头向妈妈胸前的位置挪动，

 小知识

剖宫产的妈妈不用担心手术中的麻药会影响奶水，产后半小时让宝宝吸吮，是没有问题的。

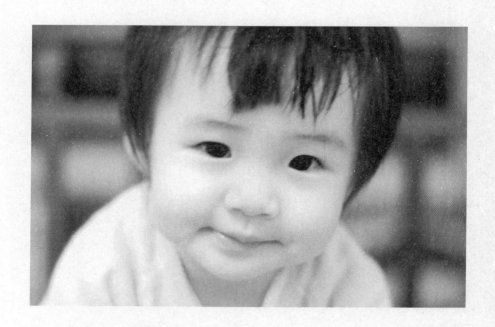

家属扶住宝宝的肩膀，保持宝宝的嘴能够到妈妈乳头的位置，宝宝自然而然就能吸吮到妈妈的乳头了。过了8个小时以后，妈妈能翻身了，只要侧过身来，便不需要家属的帮助，妈妈能自己喂到宝宝了。

08

睡觉是最好的休息

生完宝宝，一夜没合眼了，可我就是睡不着，我要把宝宝的照片放到朋友圈里，让大家知道我的喜讯！

面对新生命的降临，我知道每一位妈妈都会兴奋不已，难以入睡，但是分娩的疲劳、体力的消耗，终究会打败妈妈兴奋的情绪。我在临床上经常会遇到分娩后两三天的妈妈，累得不行、困

小知识

妈妈照顾宝宝很辛苦，要懂得见缝插针，想办法多睡觉，哪怕是短短的休息时间或闭目养神也好。

得不行，而且这个时候有的妈妈乳房已经开始有胀胀的感觉了，每当想入睡的时候，不是被宝宝的哭声吵醒，就是被乳腺的疼痛折磨得难以入睡。睡眠不足会使人产生焦虑、抑郁、健忘等严重的健康问题。万事开头难，一开始就没有一个良好的开端，妈妈从心理上就会产生抗拒。

为了能更好、更快地进入母亲的角色，妈妈要有良好的心理状

态，充足的睡眠是保证精力和体力的基础。首先，妈妈生完宝宝后要尽量抑制一下自己兴奋的心情，就算睡不着，也不要和家属说个不停或不断地接打电话，应闭上眼睛休息一会儿，也能起到恢复体力的效果。家属要尽量控制探视人员的到访，否则不但影响妈妈的休息，而且如果有感冒、咳嗽的人员，发生交叉感染就更是我们不愿意看到的事情了。

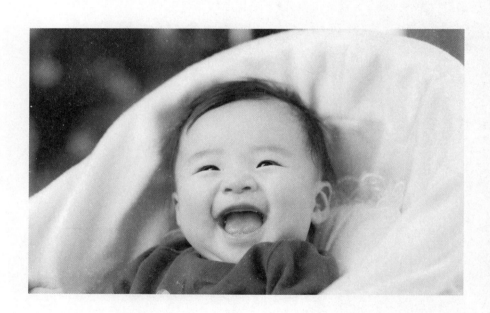

为什么医生总来压我的肚子

大夫、护士老来压我的肚子，好痛啊！我再也不要让她们碰我的肚子了！

遇到上面妈妈们的抱怨时，我们真的是啊！因为只有这样，我们才能知道妈妈的宫缩好不好，有没有产后出血的发生！

正常成年女性的子宫大约重50克，长约7厘米、宽约5厘米、厚约3厘米，比我们自己的拳头还要小一些。可是在孕期随着宝宝的生长，子宫变得越来越大，子宫壁越来越薄，就像一只充了气的大气球。孩子出生后，子宫收缩的情况是判断产妇身体恢复与否的一个重要标志，也是临床医生观察产妇病情的重要途径。有的妈妈会因为子宫收缩不良而发生产后子宫大出血，而妈妈自己又不能很好地分辨子宫收缩得好不好、阴道的出血量多不多。这时就需要医生和护士来观察病情并采取积极措施。医务人员会按摩妈妈的宫底使子宫肌肉剧烈收缩，起到促使子宫收缩、子宫创面愈合、防治产后出血发生的效果。

胎儿娩出后24小时内出血量超过500毫升者称为产后出血，大部分发生在产后2小时内。晚期产后出血是指分娩24小时以后，在产褥期内发生的子宫大量出血，多见于产后1~2周。产后出血是分娩期严重的并发症，是导致孕产妇死亡的四大原因之一。在我国近年来产后出血一直是引起孕产妇死亡的第一位原因，特别是在边远落后地区这一情况更加突出。产后出血的发病率占分娩总数的2%~3%，由于测量和收集出血量的主观因素较大，实际发病率更高。

　　预防产后出血的方法有很多种，让孩子吃奶是最有效和方便的方法。如果因为特殊原因，宝宝不在妈妈的身边，每天自己按摩一下宫底，也可以起到促进子宫收缩的作用，让妈妈更快恢复到孕前的状态的。

　　所以妈妈们，医护人员也是用心良苦，可能没有太多的时间和您沟通，但我们的初心都是为了你们更快地恢复好身体，不要有意外发生。

 小知识

　　鼓励产妇排空膀胱，与新生宝宝早接触、早吸吮，能反射性地引起子宫收缩，减少出血量，预防产后出血。

为什么会腹泻

我产后出现了腹泻的症状，可是我没吃什么不干净的东西啊！怎么会腹泻呢?

妈妈们一般都知道生产过后不能吃生冷、坚硬的食物，但是对于家属们准备的过于油腻的下奶汤却不知如何拒绝。甚至有的产妇吃下整个的猪蹄或乳鸽，这样会使妈妈胃肠道负担过重，不能很好地消化，造成腹泻的发生。建议妈妈产后还是以清淡的饮食为主，比如小米粥、龙须面、鸡蛋羹等。

有的妈妈在分娩过程中由于宫缩强度不够，使分娩的时间延长，增加了分娩的危险。为了减少孩子出现意外的概率，临床中经常使用催产素，催产素可以增加胃肠道的蠕动，导致肛门括约肌松弛，令粪便排出。如果是此类药物引起的腹泻，不用担心，停药后症状自然会消失的。

小知识

1953年，美国生化学家文森特·杜维尼奥第一次人工合成了催产素，并因此获得了1955年的诺贝尔奖。

宝宝一直睡觉，如何喂奶

护士说，宝宝24小时要喂奶10～12次，可我的宝宝一直睡，怎么喂?

每个宝宝生下来的表现都是不一样的，就和我们每一位妈妈都有不同的体质是一个道理。有的宝宝生下来就会不停地哭，并做出寻找乳头的动作，那妈妈就不要吝啬自己的乳头了，快快交给孩子的小嘴吧!

如果宝宝一直睡觉就是不吃奶，我们可以轻轻刺激一下宝宝，看看宝宝有没有要吃奶的动作，如果有就让宝宝吃，如果宝宝怎么叫都不想吃，在没有病理因素的情况下，就不要难为我们的宝宝了。其实刚出生的宝宝大部分是不会太饿的，他们会从母体里带出够消耗一段时间的能量。等宝宝醒了，想吃的时候，再让宝宝吃母乳。顺其自然，按照宝宝的节奏来就好了!

 小知识

新生宝宝每天要睡14～20小时，平均16小时哦!

吸奶器对促进乳汁分泌有效吗

很多人问用吸奶器刺激下奶有作用吗？吸奶器确实能起到刺激乳头的作用，但是在临床中，产妇因为使用吸奶器而造成乳头、乳晕水肿的例子比比皆是。

吸奶器的作用原理就是通过负压牵拉乳头，吸出乳晕附近的乳汁，增加妈妈泌乳的条件反射的次数。而妈妈在使用初期，往往吸不出多少乳汁，不自主地就加大了负压的压力和吸住的时间，这会造成乳头和乳晕局部水肿。这样的话要么乳头变大孩子含不住，要么就是妈妈觉得太痛了，不想让孩子吃。

其实刺激下奶的最好办法就是增加宝宝的有效吸吮次数。母婴双方具有神经—生理反射功能，婴儿不定时、频繁吸吮乳头是刺激乳汁分泌的动力，吸吮次数、强度、持续时间与乳量分泌多少密切相关。因此，乳汁是越吸越多，且是边吸边分泌的。

所以，只要让宝宝多吃，还要用吸奶器干什么呢？如果妈妈不能保证宝宝每天有效的吸吮次数，或宝宝不在身边，可以用手刺激乳头，一样可以达到促进泌乳反射的目的。刺激方法很简单，用食指和拇指轻轻挤压乳头、乳晕的位置，感觉有子宫收缩就达到目的了。最主要的是这样做不会发生乳头水肿的不良结果。

小知识

宝宝吃奶时最正确的衔乳姿势——让宝宝含住乳头和部分乳晕，而不是只含乳头。

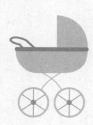

13 为什么生完宝宝还是肚子痛

女性怀孕、分娩变化最大的器官就是我们的子宫了。它由原来的50克左右、鸡蛋大小，要变成能容纳宝宝、羊水、胎盘的"大房子"，经历了40周的时间。而宝宝出生后，这个"空房间"要恢复到原来的状态，可等不了40周那么久。如果子宫长时间不能恢复的话，产后出血、产褥期感染都会不请自来。就像分娩时的镇痛一样，产后的子宫收缩也会让妈妈有疼痛的感觉，只是痛感的位置更明确一些。

疼痛越明显说明子宫收缩的力量越强，妈妈恢复得越好，所以妈妈不要为产后的子宫疼痛困扰。如果疼痛难忍的话，短时间热敷宫底的位置，可以暂时缓解一下，一般过了24～48小时，妈妈就不会再感觉疼痛难忍了。

 小知识

产妇产后给宝宝喂奶时出现反射性缩宫素分泌增多，会使疼痛加重，这种情况不需要特殊用药。

14

为什么突然变得爱出汗了

女性在怀孕以后，体内的血容量会增加，比孕前增加30％左右。一个正常人的血液量占体重的1/8～1/10，为4000毫升～5000毫升，而妊娠期孕妇则要增加1000毫升之多。分娩之后，女性的新陈代谢和内分泌活动明显降低，身体也不需要这么多的循环血量了，就要把多余的水分排出体外。就像我们来月经前，体重会增加，尿量会减少，感觉自己有些水肿，而来了月经后，尿量增多，体重也会下降一样，这是人体自我调节的生理过程。

 小知识

人体可以通过排出汗液来调节体温。而大量出汗会使人体盐分流失，造成热痉挛，所以人在高温天气要及时补充水和盐分。

我们体内的水分排泄主要有三个途径：一是通过肾脏由尿液排出；二是通过肺的呼吸排出；三是通过汗腺由皮肤表面的毛孔蒸发。这就是女性产后汗多的道理之一。

妈妈应勤换内衣、内裤和床

单，穿着衣物要适当，不要喝过热的汤和水，避免不必要的出汗。居室要勤通风，但不要让对流风吹到妈妈；还要注意个人卫生，月子期间是可以洗头和洗澡的，只要在平时多注意些细节就不会出现什么问题。

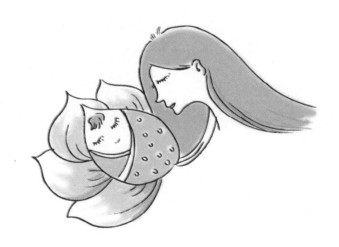

剖宫产术后的注意事项

一些妈妈因为不适合顺产而不得已采取了剖宫产的分娩方式，术后的注意事项就要比顺产还要多了。

首先，剖宫产手术是需要麻醉的手术，如果是紧急手术，术前短时间有进食水的情况，那产妇术后一定要将头偏向一侧，以防呕吐、窒息的情况发生。这段时间内产妇要去枕平卧，并在腹部压上沙袋，以预防出血。过了8小时后，一定要努力多翻身，促进胃肠功能的恢复，让自己尽早排气。

术后8小时内也是不能吃东西和喝水的。没有特殊情况8小时后可以喝一点儿水，进流质饮食，但不能喝糖水、牛奶、豆浆等容易胀肚的饮品。术后的饮食宜清淡、易消化、营养均衡，未排气前进流食，排气后可进半流食，再慢慢过渡到普通饮食。

尿管会在术后24小时拔除，要尽早在家属陪同下自行排尿，以防尿潴留的发生。

术后第一次起床活动时，一定要在床边坐一会儿，以防晕倒，即体位性低血压的发生。

　　妈妈术后应尽量多休息，少说话。不要让太多的人来探视，以免影响妈妈休息，减少探视还可以避免交叉感染的发生。妈妈说话太多也容易引起腹胀。每天冲洗外阴，勤换内衣裤，刷牙、洗脸，注意保持个人卫生。

 小知识
　　快乐的心情会帮助产后康复哦！

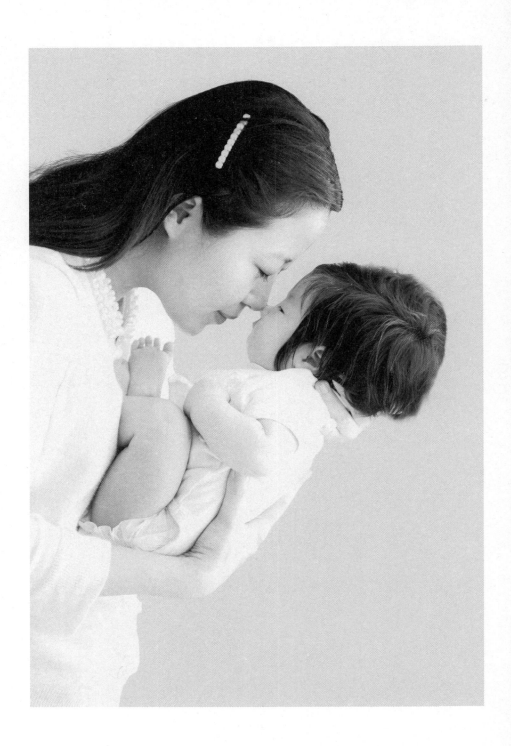

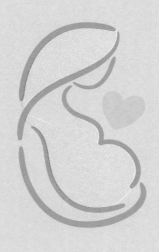

Part 3

产后2天（48小时）

产后如何护理好会阴·术后不排气、腹胀怎么办·宝宝老打喷嚏
怎么回事·如何吃鸡蛋·为什么要下床多活动·宝宝黄疸·宝宝打嗝

会阴水肿未消，切口未愈合，不敢大便怎么办

"我想大便，可是会阴的切口还没长好，我能去上卫生间吗？还是忍一忍，等过两天切口长好了再去吧！"

很多妈妈都会产生这样的顾虑，而不及时把大便排出。其实这样更加重了妈妈便秘的症状。我们的大肠是一个存储人体消化吸收后的食物残渣的地方，同时也有吸收水分和无机盐的功能。当大便在肠道内存储时间过长，大便里的水分就会被吸收得更充分，等我们想排出的时候，大便会变得愈加干结，到时候就不单单是便秘了，甚至也有可能发生肛裂。

至于妈妈担心的切口问题就更加没必要了，医用缝合线是非常结实的丝线，就是用手去拉都不会轻易拉断的，更何况是会阴肌肉的力量呢！

对于产后会阴水肿，医院会给予相应的处理，如用50%的硫酸镁溶液湿热敷、红外线照射等。会阴部有缝线的妈妈，每日应注意观察

切口有无红肿、硬结及分泌物。如果切口有感染，要引流或行清创处理，并且及时换药。

 小知识

　　分娩时会阴侧切未必比自然撕裂的伤口好，大多数产妇其实是不需要会阴侧切的。

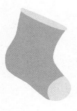

产后怎样护理好会阴部

会阴部由于生理结构的特点，易被尿液、粪便及阴道分泌物所污染。尤其在产后，恶露自阴道流出，外阴部更易受到污染，如不注意卫生、加强护理，很容易发生产后感染。

月子期间为什么要做好会阴部清洁

分娩之后，妈妈的宫颈口是开着的，这时的骨盆底肌肉尚未恢复，如果会阴做了侧切或有撕裂伤，抵抗力会变低。恶露的排出使这些器官所处的环境更加恶劣。如果阴部的清洁工作没做好，排出的恶露没有得到及时清理，就有可能滋生细菌，进而感染阴道、子宫、输卵管等，使妈妈患上阴道炎、宫颈炎、盆腔炎等一系列妇科疾病。因此，产后妈妈一定要注意会阴部的清洁干燥，做好会阴部的护理工作。

会阴部的清洁护理方法

会阴部清洁每天最好进行1～2次。一定要用温开水，不能是冷水加热水，因为冷水没有经过高温杀毒，里面可能含有细菌。而且，清洁会阴部时要用流动的水冲洗，冲洗干净后，用产妇专用卫生纸轻轻擦拭干。清洁时用纸巾从前往后擦拭，不要从后往前，以免肛门附近的污秽物被带到阴道。

注意事项

进行日常清洁护理时，妈妈一定不能坐浴，坐浴时水容易进入阴道内，引起逆行感染。有会阴部侧切口的妈妈用高锰酸钾溶液坐浴时，浓度一定要控制好（遵医嘱），浓度太高容易损伤皮肤。

小知识

高锰酸钾因其强氧化性而具有杀菌消毒功能，稀释后用于坐浴起到对外阴清洗消毒的作用。

03

剖宫产术后不排气、腹胀怎么办

大部分妈妈在术后24小时都能顺利排气。可是有一部分妈妈因为这样那样的问题，出现长时间不排气，或排气后仍然腹胀的情况。我在临床中遇到的最严重的病例是出现肠麻痹，给予了1周的胃肠减压，产妇不能按时出院。这个是比较极端的情况，但是如果妈妈原来就有一些胃肠道的问题，如严重的便秘、肠易激惹综合征等情况，那就需要注意了。

首先，建议妈妈手术回来后，不要说太多的话，8小时以后尽量多翻身，能下地活动以后，一定不要躺在床上不运动。有些妈妈排气后仍然会腹胀。要注意不能吃太甜的食物（红糖水也不能喝），也不要喝牛奶、豆浆。注意下肢的保暖，尤其是双脚。

如果24小时还没有排气，家属可以帮助妈妈顺时针揉一揉上腹部，以达到促进胃肠功能恢复的目的。

小知识

产后胀气的妈妈恢复饮食后要采取少食多餐的进食方式。

宝宝老是打喷嚏，是盖得太少了吗

　　宝宝出生后经常打喷嚏，家属就会认为孩子盖得太少了，不停地给宝宝加被子。结果孩子因为捂得太多而出了皮肤问题。

　　宝宝在妈妈肚子里时，是在羊水包围的液体环境下长大的，不需要呼吸道工作，他的呼吸系统和嘴里都充满了羊水，当宝宝出生的那一刻，呼吸系统才开始工作。大部分宝宝不需要外界的帮助就可以建立自己的呼吸运动，也有一小部分宝宝由于某些原因不能建立自己的呼吸，需要医生来帮助。

　　另外，宝宝出生后开始接触到外界空气、不同温度和湿度、气味和各种粉尘的刺激，所表现出的反应就是频频打喷嚏，这说明宝宝的反应是很好的。如果宝宝不打喷嚏，妈妈倒应该注意多观察宝宝了。随着月龄的增加，宝宝对外界环境逐渐适应，打喷嚏的现象会逐渐减少。

　　想一想我们成人，当我们鼻子感觉不舒服时，痛快地打个喷嚏，会立刻觉得舒畅了很多。宝宝只是不会表达而已，所以造成了大人的误解，而给宝宝采取不恰当的处理方式。但是，如果宝宝打喷嚏还伴有鼻涕流出等其他症状，那大人就要给予重视了。

05

老人煮了很多鸡蛋给我吃，我要都吃了吗

相信大部分妈妈都会被老人送到眼前的一大碗鸡蛋吓到，吃不下，又不好意思拒绝老人的好意，怎么办？

其实在分娩后数小时内，最好不要吃煮鸡蛋。

因为在分娩过程中，新妈妈体力消耗大，出汗多，体液不足，消化能力也随之下降。若分娩后立即吃煮鸡蛋，就会难以消化，增加胃肠负担，容易引起便秘。分娩后应吃半流质或流质饮食，如最常见的小米粥、龙须面、小馄饨等，如果妈妈觉得吃不饱，发面的馒头、花卷也是比较容易消化的。在整个产褥期间，根据新妈妈的营养需要规定，蛋白质每天只要100克左右就够了，因此，每天吃鸡蛋3～4个就足以满足妈妈的营养需要了。过量食用鸡蛋会增加肠胃负担，也是坐月子便秘的原因之一。

在过去物质贫乏的年代里，鸡蛋是最容易买到的营养品，而其他的肉类食品是限量供应的，所以老人的传统观念就认为坐月子应该多吃鸡蛋。如今的大环境已经和过去大不一样了，营养过剩的问

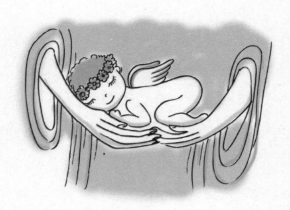

小知识

产后不要过量进补，否则容易造成乳汁分泌过多，诱发乳腺炎。

题远远多于营养不足，所以产妇要学会对煮鸡蛋说"不"！或者换一种吃鸡蛋方式，做成鸡蛋羹或鸡蛋汤来吃，对妈妈的影响就会小很多了。

就像我在门诊时，遇到的因为饮食不当造成乳腺炎的患者远多于其他原因引起乳腺问题的患者。每年过年后的几天，我们的门诊病人都会明显增多，很多都是因为过节没注意饮食的合理搭配。

生完宝宝好累啊，大夫为什么还总让我下床多活动

生产后，大夫经常过来和我说多下地走走；可老人又说，坐月子要躺着，不能老走，我到底要听谁的？

其实老人和医生说的都没错！但是如果你只听一个人的，那就离错不远了！分娩后妈妈的各个骨关节还没有恢复到孕前的状态，就像老人说的骨缝还没有愈合，当妈妈活动过度后，肌肉酸痛的症状就会特别明显。而剖宫产的妈妈因为有刀口在，更是痛得一动也不想动。可是，如果我们总是躺在床上不起来活动，那子宫里的恶露就不能及时排出，影响子宫的收缩，如恶露残留时间太久，会有感染的危险，还需要清宫治疗。

此外，妈妈如果长时间地躺在床上不动，容易导致血液循环变得缓慢，血液淤积在静脉血管中凝结成血块，造成血栓，出现下肢静脉血栓和肺栓塞的危险。

所以，大夫让我们早下床活动，为的是将子宫里的积血和恶露快

点儿排出，预防并发症的出现。如果大夫不这样告诉产妇，产妇总是听老人的意见，那发生子宫复旧不好和严重并发症的妈妈一定会更多了。

所以，正确的做法是妈妈要根据自己的身体情况，适当下地活动，既不能像老人们说的那样躺着不动，也不能在地上活动太多，自己根据个人的体质量力而行就好了。

> **小知识**
>
> 产后妈妈如果突发原因不明的呼吸困难，伴有胸痛、咳嗽、胸闷、气短等表现，考虑肺栓塞的可能，一定要立即就医。

肚子里面硬硬的是怎么回事

肚子里好像长了一个大肿瘤！随着翻身还左右来回动。其实妈妈不用紧张，那就是你的子宫啊！

妈妈分娩后子宫不能马上恢复到原来的状态。在产后1～2天，下腹部会鼓起一个球形发硬的小包，而且阵阵作痛，这是子宫复旧过程中的生理现象。固定子宫的韧带这个时候也没有恢复到原来的状态，不能把子宫固定在腹部中央的位置，所以随着体位的变换，子宫就像一个游离的瓜一样在肚子里来回活动。一般产后第1天，子宫底在脐下1横指，以后每日下降约1厘米。子宫在产后10～14天入盆腔，那时在下腹部就摸不到子宫了。

 小知识

应于每天同一时间手测宫底高度，了解子宫复旧情况，测量前要排尿。

08

宝宝出现黄疸怎么回事

　　新生儿黄疸是由于血中胆红素水平升高，导致皮肤、黏膜及巩膜黄染。这是新生儿期常见的症状之一，可以是正常的过程，也可以是某些疾病的表现。引起黄疸的原因多种多样，如溶血、感染、缺氧、药物因素、喂养因素、颅内出血等均可导致黄疸。

　　目前越来越多的研究表明，婴儿期的黄疸对宝宝的听力、学习能力、专注力等均有很大影响，严重的黄疸甚至可能导致宝宝运动、智力等发育异常，于是越来越受到人们的重视。

　　那么，什么样的黄疸不需要特殊处理，什么情况下需要治疗呢？一般来说，如果黄疸在出生后2～3天出现，4～6天达到高峰，7～10天消退，黄疸程度不重，无其他症状，可不需特殊处理；但若生后24小时即出现黄疸，每日血清胆红素升高超过5毫克/分升或每小时超过0.5毫克/分升，持续时间长，足月儿>2周、早产儿>4周仍不退，甚至加深加重或消退后重复出现或生后1周至数周才开始出现黄疸，均需积极查找原因并给予相应处理。

在黄疸的治疗方面，光照疗法是一种降低未结合胆红素的简单易行的方法，虽有一定副作用，如发热、腹泻、皮疹、青铜症、DNA损伤等，但也不是所有宝宝都会发生，且一般并无危险，停止光疗后很快都能消失。当宝宝出现黄疸时，一定要给予重视，及时治疗，以免延误诊治。

新生儿住院期间，大夫会监测孩子的黄疸值，如有异常情况，出现病理性黄疸，胆红素超出标准值，医生会和妈妈随时沟通的，并进一步采取治疗措施，所以妈妈不用太紧张。

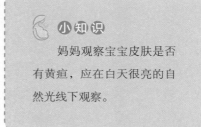

小知识

妈妈观察宝宝皮肤是否有黄疸，应在白天很亮的自然光线下观察。

09

新生儿打嗝怎么办

很多妈妈都会问，怎么宝宝老打嗝啊？看着太难受了，能不能让他别打了？其实宝宝打嗝是一种极为常见的现象，尤其是刚刚出生的小婴儿，这是由于小儿神经发育不完善而导致的。

膈肌是我们人体中一块很薄的肌肉，它不仅分隔胸腔和腹腔，而且是人体主要的呼吸肌。膈肌收缩时，胸腔扩大，引起吸气；膈肌松弛时，胸腔容积减小，产生呼气。

宝宝由于神经系统发育不完善，使控制膈肌运动的自主神经功能受到影响。当宝宝受到轻微的刺激，如吸入冷空气、进食太快等，就会发生膈肌突然收缩，从而迅速吸气，声带收紧，声门突然关闭，而发出"嗝"声。随着宝宝的生长，神经系统逐渐发育完善，打嗝现象也会逐渐减少。所以，妈妈不必为宝宝打嗝而紧张。

其实宝宝在妈妈肚子里就开始打嗝了，只是我们都把它当作胎动来认知了。妈妈平时注意宝宝的喂养习惯，比如喂完奶抱一会儿，轻轻拍拍背部，出现打嗝时用其他事情转移宝宝的注意力，改善打嗝症状。如果宝宝频繁打嗝，还出现食欲差或呕吐，那么就要带宝宝找医生看一看，不要等待自行缓解了。

小知识

为了减少新生儿打嗝，要注意给宝宝保暖，避免着凉；不管是喂母乳还是配方奶，都不要让宝宝吃得太快。

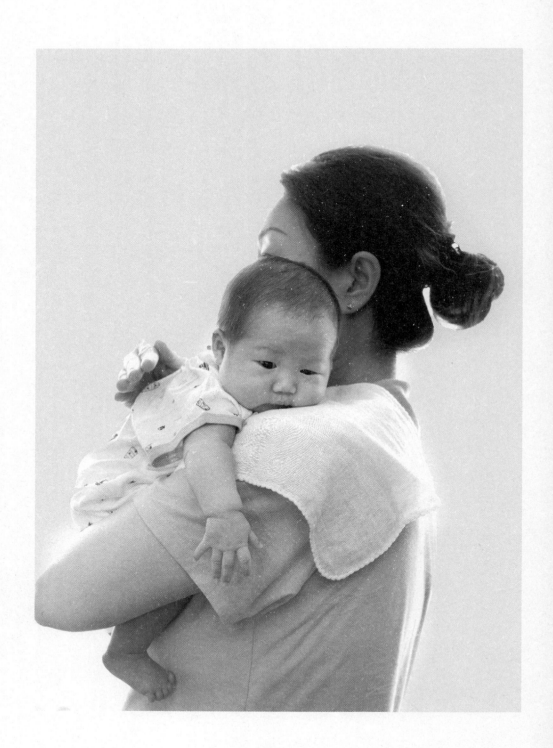

Part 4

产后3天（72小时）

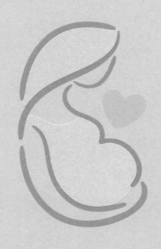

如何进行乳腺按摩·产后长痔疮怎么办·如何保护牙齿·新生儿做筛查的必要性·月子里吃水果·能吃盐吗·要打腹带吗·要准备婴儿枕吗

我的乳腺还是软软的，是不是没有奶啊

　　妈妈在分娩过后，会被问到最多的问题就是："你有奶了吗？""你有'来惊'（来惊，也叫奶阵，是一个复杂的反射活动。具体是指：乳头感受器受吮吸动作的刺激，反射性地引起乳腺组织中腺泡和细小导管周围的平滑肌收缩，腺泡乳被挤入导管系统，接着大导管和乳窦的平滑肌收缩，乳头括约肌放松，于是乳汁排出体外。）的感觉吗？""都三天了，怎么还没奶啊？"妈妈被问得都信心不足了。我在这里想大声地告诉妈妈们，不要被这些流言干扰！也想对来看望妈妈的亲朋好友说一句，不要再质疑妈妈的本能！

　　每个人的情况都是不同的，有的妈妈乳腺比较丰满，即使胀奶也不会表现出来。有的妈妈痛域比较高，奶胀得满满的也不会痛，所以乳房胀不胀、痛不痛并不是有没有奶的金标准。

　　大部分妈妈在怀孕后期，乳腺会有透明的或是淡黄色的分泌物流出，只是量比较少，妈妈大都不知道它的存在，只要用手挤一挤就能

发现。孩子的小嘴可比我们的手好使多了，待宝宝出生后，只要含住妈妈的乳头，就能吃到奶了。所以，妈妈不用担心乳房软、没有奶、孩子什么都吃不到！只要多喂、勤喂，奶水就会在不知不觉中充满我们的乳腺的！

小知识

产后7天之内分泌的乳汁称为初乳。初乳因为含β-胡萝卜素而呈淡黄色，质稠。初乳含有的蛋白质和矿物质较成熟乳多，还含有多种抗体，是新生宝宝早期最理想的天然食物。

乳腺按摩，你做对了吗

在病房里，我经常看到一些上了年纪的老人给自己的女儿或儿媳揉乳腺，而年轻的妈妈在老人的揉捏下眼含热泪、痛苦难忍。我会忍不住上前询问，老人却自信满满地说："没事，揉揉就好了，我们年轻的时候都是这样揉的。"我真想告诉哺乳的妈妈，不要再采取这样暴力而错误的手法了！

老式揉奶手法是用手掌大鱼际压住腺体，在胸壁上来回揉，此时妈妈的乳腺已经是乳汁胀满的状态，本身就已经很痛了。而我们的胸壁是由肋骨支撑着的，把胀得满满的导管、腺体，在硬硬的肋骨上来回按压，就像在石头上按压一个充满气体的气球，这样做乳腺是很容易受到伤害的。光想一想是不是就觉得很痛了？

一些催乳师会说："我们不是这样揉的，我们是很专业的，是把乳腺导管一根根推揉开！"试想隔着脂肪和皮肤，怎么能从头到尾摸清一根导管呢？更何况我们的导管是错综复杂交织在一起的，摸到一段是可能的，而把一根导管从头摸到尾是不太可能办到的。乳腺导管

084

就是一条通道，试想道路前面是拥堵状态，后面的乳汁冲过来，前面的通道会更加拥挤。所以，在胀奶的情况下，一定要先从前面开始处理。就像马路堵车一样，前面的车开走了，后面的车才能开动，而前面的车不动，后面的车一再地往前挤，那路况只会越来越拥堵。

为了让妈妈更轻松、安全地度过胀奶期，一定要采取正确的处理方法！乳腺在充满乳汁的情况下，任何按摩的手法都是不恰当的，这个时候只要把乳汁从乳房里轻轻地挤出来，缓解胀奶的情况，妈妈自然就不痛了。挤奶时也一定是从乳晕位置开始挤，前面的奶水挤出来了，后面的奶水自然就跑到前面来了，奶水会越挤越多，妈妈也感觉越轻松。

小知识

  不同时期、不同情况要采取不同的乳腺按摩方法，妈妈们要学会对症处理，并及时咨询专业医务人员。

产后长了痔疮，很疼怎么办

生完宝宝，许多妈妈还没来得及享受初为人母的喜悦，身体就被疼痛困扰着。无论是顺产还是剖官产的妈妈，都会有自己的难言之隐——痔疮。

痔疮是一种位于肛门部位的常见疾病，任何年龄都可发病，但随着年龄增长，发病率逐渐增高。在我国，痔疮是最常见的肛肠疾病，素有"十男九痔""十女十痔"的说法。

痔疮是直肠下段黏膜下和肛管皮肤下的静脉丛瘀血、扩张和屈曲所形成的静脉团。痔疮的诱发因素很多，其中便秘、长期饮酒、进食大量刺激性食物和久坐久立是主要诱因。孕期准妈妈为了增加宝宝的营养，会进食很多高蛋白、高热量的食物，加上钙剂的补充，许多准妈妈会出现大便干、排便间隔长等问题，时间一长，痔疮就出现了。

为什么生完宝宝会容易得痔疮呢？其实许多妈妈在怀孕期间，或者没有怀孕时就已经患有痔疮了。只不过在生产的过程中，过度用力，使原本就突出的痔疮更加严重，加上生完宝宝饮食等方面的因素影响，正常排便就变成了一件很痛苦的事情。

痔疮的治疗原则以改善症状为主。也就是说得了痔疮，如果没有排便疼痛、出血、感染等症状的话，其实可以不采取手术治疗方法，而采取保守治疗。疼痛剧烈、长期严重便血、感染的患者应考虑手术治疗。

患痔疮的产妇，保守治疗的方法主要以外用药物为主，在药物的选择上要遵医嘱，因为有些药物是哺乳期的禁忌。与此同时，妈妈要注意饮食，忌酒和辛辣刺激食物，增加膳食纤维的摄入，多吃新鲜果蔬、多饮水，改变不良的排便习惯，保持大便通畅，必要时服用缓泻剂，便后清洗肛门。对于脱垂型痔，注意用手轻轻托回痔块，避免再脱出。避免久坐久立，进行适当运动，预防便秘，等等。

小知识

有痔疮的妈妈大便后要轻轻擦拭，更多的是蘸拭，不要摩擦，也可以尝试用湿纸巾代替常规的厕纸。

04

新妈妈如何保护牙齿

新妈妈在产后应注意多摄取含钙丰富的食物，避免牙齿受到损害。钙的最佳来源是乳类及乳制品，这类食物不但钙含量丰富，而且吸收率高，在粗粮、黄豆、海带、黑木耳等食物中也含有较多的钙、磷、铁和氟，有助于新妈妈牙齿的钙化、坚固牙齿。

产妇身体较虚弱，正处于调整阶段，对寒冷刺激较敏感。因此，切记要用温水刷牙，并在刷牙前最好先将牙刷用温水泡软，以防对牙齿及齿龈刺激过大。

如果牙齿过于敏感，可在产后3天采用指刷的方法。具体做法是：将食指洗净，或用干净纱布裹缠食指，再将牙膏挤于手指上，犹如使用牙刷一样来回上下揩拭，然后用食指按摩牙龈数遍。指刷法有活血通络、牢固牙齿的作用，长期使用指刷法能治疗牙龈炎、牙龈出血、牙齿松动等。妈妈如果以前患有牙疾，应当多以指刷为佳。

避免牙齿损害，妈妈还可以用含有清洁、消毒作用的含漱剂漱口，每次15毫升左右，含1～1.5分钟，每日3～5次。含漱后30分钟内勿再漱口或饮食，以充分发挥药液的清洁、消炎作用。

漱口有盐漱、含漱、药液漱。盐漱是指每天早晨把约3克盐用温水慢慢溶化，用其冲洗牙齿，这样做在起到消炎杀菌作用的同时，还可以使牙齿牢固，避免松动；含漱是指每次饭后用温水漱几次口，清除食物残渣；药液漱是指将中草药水煎或水浸泡后，用药液水漱口，用药液漱口要在医生指导下，根据产妇的不同需求选择不同的药液。

 小知识

女性不光要在产后保护好牙齿，在备孕时就要及时处理和治疗牙周疾病或牙龈炎等，以防止妊娠期牙齿疾病的发生。

05

宝宝要被带去做筛查，有必要吗

　　宝宝在出生之后，要进行一些检查，以判断宝宝是否健康。新生儿筛查就是其中一项很重要的检查。那么，什么是新生儿筛查呢？

　　新生儿筛查一般是在宝宝出生72小时后，采足跟血进行的一项检查，是用快速、敏感的实验室方法对新生儿的遗传代谢疾病、先天性内分泌异常以及某些危害严重的遗传性疾病进行群体性筛查的总称。目的是对那些患病的新生儿在临床症状尚未表现之前或表现轻微时通过筛查得以早期诊断、早期治疗，防止机体组织器官发生不可逆的损伤。在最佳时间内开始治疗，其中绝大多数患儿的身心可以得到正常发育，如果耽误了治疗，患儿的智力损伤将无法恢复，给家庭带来沉重的负担。

 小知识

　　宝宝生下来头两天大便呈黑绿色，无气味，这是胎便，一般2～3天排净后逐渐转为黄色。

06

听力筛查，有必要吗

很多家长认为自己的听力没有问题，孩子还有必要做听力筛查吗？

早期筛查可以促进听力障碍的早期发现、早期诊断、早期干预。很多家长认为，听力筛查是让孩子睁着眼睛听声音，通过孩子的反应来判断。其实不然，测试中需要孩子安睡，通过仪器测试得出的指标进行判断，宝宝吃奶、吸吮都会因产生声音影响测试结果。

不能通过一次听力筛查的异常就断定孩子的听力有问题，可能是耳蜗的异常，也可能由于耳道狭小或堵塞影响声音的传导，还可能是环境噪声过大或孩子配合不佳所致。因此，听力筛查只是筛查。如果首次筛查不能通过，家长不必过分担心，但是必须进一步复查。如果2～3次复查仍不能通过，就应采取进一步的检查和治疗了。听力的丧失意味着孩子语言能力的丧失，就像古语说的"十聋九哑"。早期给听力有问题的孩子植入电子耳蜗，孩子就可以发声了。

家长们还要注意，出生时听力筛查正常并不代表孩子的听力永久没有问题。随着孩子慢慢长大，有些晚发性或者后天性的听力障碍会慢慢出现。因此，平时家长也要多观察孩子对声音的反应，以便尽早发现听力问题。

 小知识

　　正常的宝宝在出生前的9个月，听觉能力就已经发育得很好，能准确地听了。

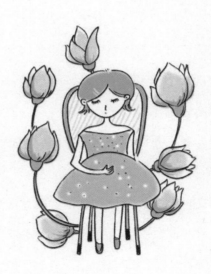

07

🤱 **小知识**

产后妈妈吃水果，最好在
饭后或两餐间吃，以免增加消
化道的负担。

坐月子可以吃水果吗

　　看见老公在吃苹果，我也想吃，可婆婆不让。那么，坐月子可以
吃水果吗？答案当然是yes！在不增加胃肠负担的前提下，吃对了
水果，可以很好地补充机体所需的维生素及矿物质，有利于产后
身体的恢复。

　　一般产妇产后身体都比较虚弱，消化功能差，尽量避免吃寒凉且
不易消化的水果，如西瓜、香瓜、柿子、椰子、橘子、草莓、杧果
等。可多吃些温热性水果，以驱寒、补虚，如龙眼、桃子、荔枝、榴
槤等。还有一类水果性平，可以开胃健脾，如葡萄、苹果、木瓜、橄
榄、菠萝等。香蕉和奇异果虽然属凉性，但因香蕉可清热润肠，建
议加热后吃，每天适量。奇异果富含维生素C，还有解热、止渴、利
尿、通乳的功效，建议吃前热水烫温，每日一个为宜。

　　冬天天气冷，刚买回来的或刚从冰箱里拿出来的水果，都需要
放至常温，或放太阳下晒一晒，必要时可用开水烫一下再吃。只要
适可而止，不要一次吃太多，就不会给妈妈带来不良后果。

新妈妈吃盐的问题

很多照顾产妇的老人都会说，坐月子不能吃盐，吃咸的食物喂奶孩子会咳嗽的，等等。这种说法是不对的。首先可以肯定地告诉妈妈们——可以吃盐！一定要吃！

食盐是人体必需的维持生理需要的六大基本营养物质之一。主要作用是调节细胞与血液之间的渗透平衡和正常的水盐代谢，参与神经兴奋的传达和肌肉的收缩。妈妈分娩时都会出很多的汗，丢失大量的水和离子，分娩后适当补充盐分，可防止体内微量元素的缺乏。

其次，五味之中，咸为首。本来妈妈在产后活动量减少，食欲减退，就不太爱吃东西，再让妈妈吃这些毫无滋味可言的食物，妈妈会更不爱吃、吃不下，导致营养跟不上，乳汁的质量也会受到影响。

再有，体内缺乏盐分的人，新陈代谢会变差，对有害物质的解毒能力也会下降。盐摄入不足，妈妈易得产褥期感染、皮肤感染。

所以，适当放盐、保持饮食清淡，是我们在分娩后需要掌握的饮食原则，更是需要长期保持的良好饮食习惯。

 小知识

　　产妇如果不吃盐除上面提到的危害外，如果体内盐分严重不足，又不能及时补充，会进一步对心肌产生影响，造成血压偏低，对健康更加不利。

要不要打腹带

怀孕期间，子宫体积变大数倍，腹部肌肉变松弛，腹壁弹性变差，都会导致产后"水桶腰"的出现，因此，在产后用收腹带是有好处的。它可以在产后缓解腹壁的张力，加强腰背肌的力量，让妈妈在起床活动时更方便一些。而这些年来，腹带却被宣传是防止"内脏下垂"和"收缩腹部"的神器，这是不恰当的。现实生活中，因为腹带不方便佩戴或者是使用方法不得当，妈妈们往往在最初使用几天后，就束之高阁了。

腹带首先应买易于束缚、轻轻松松就能戴上的。因为收腹带不能一天到晚都系着，躺在床上或坐着休息的时候应该解开，等下床活动时再系，这样就有些妈妈因为嫌反复操作太麻烦，最后放弃了使用。所以，建议购买一片式，具有一定弹性、粘贴功能的腹带。长长的沙袋式腹带，一是不容易佩戴，反复松解，很麻烦；二是没有弹性，束缚得过紧，对盆底肌的恢复不利。

使用束腹带时应取仰卧位，把腹带下边放在臀裂顶点上，先稍用力系下面的部分，前面应该正好在耻骨联合的位置，这样对骨盆的恢复也有一定的帮助；再系中间和靠上的部分，不必用力，和自己的腹围合适就好。

什么时候使用束腹带？其实生产后便可以开始使用了。只是这个时候妈妈躺的时间会比较长，带不了几分钟就又躺下了。平躺睡眠时姿势的改变，会造成束腹带移位，达不到使用的目的与功效。也不可一整天都使用，不利于身体血液循环和胃肠蠕动。

还需要注意的是，束腹带对于产后容易出汗的妈妈来说，容易造成皮肤不适与瘙痒的情况。如果妈妈皮肤容易过敏，除了要勤更换束腹带、加强清洁外，还应尽量在自觉束腹带已经闷热潮湿时就替换新的。千万不要系得太紧，只要能够缓解腹壁的张力即可，如果太紧了，会对处在恢复期的盆底肌肉造成负担。

 小知识

剖宫产产妇在产后使用收腹带，在一定程度上可以缓解疼痛。

需要给宝宝准备婴儿枕吗

答案是不需要的。因为此时宝宝颈部的生理弯曲还没有形成，如果给宝宝枕枕头，会影响颈部的发育。

新生宝宝的脊柱是直的，还没有形成颈部的生理弯曲，平躺时，背部和后脑勺几乎在同一水平面上。另外，宝宝的头部大小几乎与肩是同宽的，侧卧时头和身体也在一个水平面上，所以不论宝宝怎么躺，都是不需要枕头的。

还有的人认为，婴儿不睡枕头，会把头睡扁了，以后头型多难看啊！新生儿出生后，颅骨还是处于比较柔软的状态，因此很容易改变形状。如果宝宝仰躺时间过长，侧卧、俯趴、运动时间较少，是会导致宝宝的后脑勺因长期仰躺而被压得变形，所以只要让宝宝不要一个姿势睡得太久，就不担心宝宝的头会变形了。

3个月以后的宝宝会抬头了，脊柱开始出现生理弯曲，肩部也逐渐变宽，此时可以开始使用枕头了。很多妈妈给宝宝准备了定型枕，现实的使用情况是宝宝很少在枕头上睡觉，尤其是宝宝三四个月后，活动能力增强了，睡觉时头部很难枕在枕头上。另外，我们给宝宝准备的枕头不要太软，以免堵住口鼻发生窒息。

 小知识

　　脊柱有颈、胸、腰、骶4个生理性弯曲，其中颈和腰曲凸向前，胸和骶曲凸向后，从侧面看，整个脊柱呈S形。

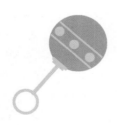

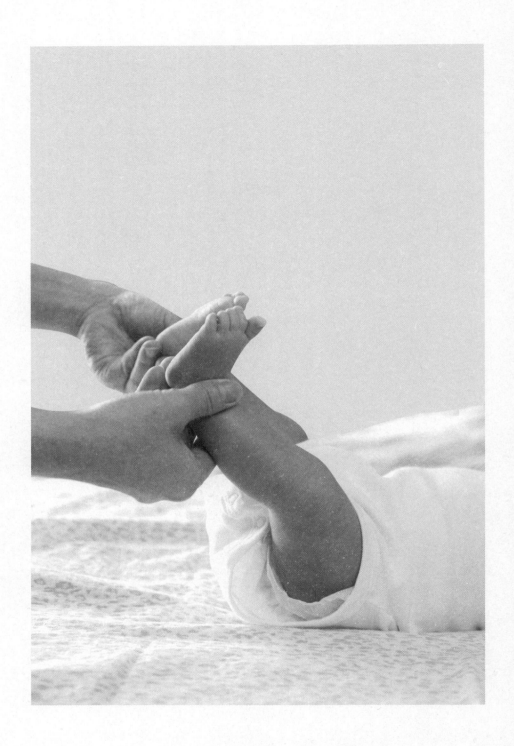

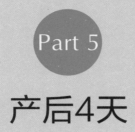

Part 5

产后4天

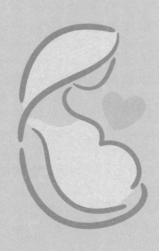

乳头被宝宝吃破了怎么办·产后便秘怎么办·如何让子宫恢复得更好·乳房胀痛怎么办·产后足跟痛怎么办·给新生宝宝做清洁·男宝宝的包皮问题

乳头被宝宝吃破了怎么办

哺乳进入到最艰难的阶段，就是乳头被宝宝吃破了。很多妈妈因为乳头疼痛，一度想过放弃母乳喂养，或一想到喂奶就觉得是一件特别恐怖的事情。最惨烈的画面就是孩子饿得哇哇大哭要吃奶，妈妈在一旁流着眼泪拒绝喂奶！妈妈们要知道，这些痛苦都是暂时的，就像分娩阵痛难以忍受，可当妈妈见到宝宝的那一刻就守得云开见月明了。

首先，保证含接姿势正确是预防和缓解乳头疼痛的最主要的方法。宝宝吃奶时乳头和大部分乳晕都要含到嘴里，乳头要被宝宝吸到舌根的位置，宝宝嘴唇像小鱼一样外翻，才是正确的含接姿势。宝宝含的面积越大，妈妈乳头的疼痛感就越轻，而有些妈妈因为怕痛，不敢把乳头都给宝宝，反而使压力集中在乳头的小区域内，疼痛感就更加强烈了。这和我们在学校里学过的物理知识一个道理，受力面积越小，单位面积受的力越大。为了减轻自己的痛苦，妈妈一定不要吝惜自己的乳头哦！

事实上大部分的妈妈乳头都会被宝宝吃破，如果已经被吃破了，怎样来缓解疼痛呢？给宝宝吃奶时，先让他吃乳头破的比较轻的那一侧，因为宝宝在饥饿的时候吸吮的力量会比较大，而吃过一些奶不那么饿了以后，吸吮的力量就会相应地轻一些，这个时候妈妈再给宝宝吃乳头破得较重的一侧。宝宝吸吮的力量变小了，妈妈就没有那么痛了！

改变哺乳姿势也可以缓解妈妈的疼痛。总是一个姿势含接，妈妈乳头的受力点就没有变化，疼痛的地方总在一个点上，换个姿势，改变一下受力点，妈妈的痛点就会缓解一些了；或者暂时使用一下乳头保护罩，都是可以的。

如果乳头破得太厉害，总也不好，妈妈可以试着自己用手把乳汁挤出来，停止哺乳24小时，但是注意一定要尽量把乳汁挤干净，不要有积奶的事情发生。如果因此而发生乳腺炎，那就不单单是乳头痛的问题了！

 小知识

妈妈喂完奶应用食指轻按宝宝下颌，待宝宝张口时乘机把乳头抽出，切忌生硬地将乳头从宝宝嘴里抽出。

便秘了怎么办

"为了给宝宝营养充足的母乳，我要多吃鱼肉、鸡肉这些肉类。"这种想法其实是不合理的。妈妈坐月子时如果活动量少，天天在床上躺着不活动，会导致胃肠功能减弱。妈妈腹壁和盆底的肌肉松弛，想解大便使不出劲，这是生理功能下降的表现。

以上诸多因素，都是造成妈妈便秘的原因。

妈妈首先要从饮食上调理，一定要改变传统坐月子的饮食习惯，增加蔬菜、水果的摄入量；尽早下床、适当活动，促进胃肠功能的恢复。妈妈排便无力时可以试着用手压住小腹，能起到帮助排便的作用，实在费力时可以使用开塞露，但是不要频繁使用，以防产生依赖性。

按摩对治疗便秘有不错的疗

小知识

产后妈妈要保持心情舒畅，不良情绪也会影响胃酸分泌，可能导致便秘的发生。

效，还没有副作用，家属尤其是爸爸可以试着为妈妈服务一下哦！这样做不但解决了妈妈的便秘问题，还能增进夫妻感情！方法很简单，用宝宝的润肤油沿着大便排出的方向，顺时针按摩腹部，会起到意想不到的效果。

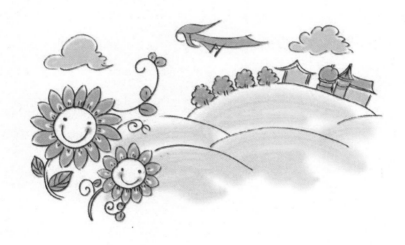

03

回家后怎样能让子宫恢复得更好

首先，一定要保证纯母乳喂养，孩子吃奶能够有效地刺激子宫收缩，吃的次数越多，子宫恢复就越快、越好，宝宝每吃一次奶就像给妈妈注射了一针缩宫素一样。妈妈为了自己，也要给宝宝多吃母乳。

适当下地活动、体位的变化有利于宫腔和阴道里的恶露顺利排出，预防和减少产褥期的感染。就像我们来月经一样，躺着和坐着的时候，没有什么感觉，但是我们一站起来，就会有血从阴道流出的感觉。所以，适当下地活动是必要的。

红糖、阿胶不能随便吃，吃的时候也尽量咨询中医科大夫。每个人的体质是不一样的，如果不适合的体质服用了这些补品，反而会起到相反的作用。

回家后可以做子宫康复按摩，操作简单、有效，可以充分调动子宫收缩。分娩后，子宫会立即收缩，因此，在腹部可用手摸到一个很硬且呈球状的子宫体，其最高处差不多与肚脐相同。然后，每天子宫底的高度会下降一点儿，约2周时间，子宫会变小并进入骨盆腔内，这时，就无法在腹部摸到子宫底了。在医院里，应用促宫缩的药物和大夫按压宫底，都能帮助到妈妈，可回家以后就没有这些康复的方法了。哺育孩子已经很辛苦了，妈妈可以让丈夫帮助自己按摩。为了妻子能更快更好地恢复起来，相信爸爸是不会拒绝的。

按摩的时候妈妈仰卧在床上，家人保证手的温度高于产妇腹部的温度，必要时用热水洗手。两手搓热后，取适量润肤油涂抹在妈妈的腹部。家人用手指螺纹面，指关节要全部接触到产妇皮肤上，围绕子宫底用指腹做圆形按摩，从右到左，反复按摩，直到妈妈的子宫变硬，像球一样鼓起，按摩就起到作用了。妈妈的子宫收缩越频繁，恢复就会越快。每天1～2次，坚持10天，妈妈会恢复得很好哦！

 小知识

从分娩完到子宫恢复到未孕时的状态，一般需要6周的时间。

04

下奶了！乳房胀痛怎么办

一般到了产后第4天，妈妈的奶量就会有很大的变化。可能只有半个小时的时间，由原来的没感觉，一下子变得乳房胀痛，甚至都不敢碰了。如果前两天还因为奶水不足，担心宝宝黄疸加重而添加奶粉，那么从这个时候起，妈妈一定要保证纯母乳喂养了。妈妈的乳房有了胀痛的感觉，说明乳腺导管已经被乳汁充满了，因为乳汁装得太多，导管张力有限，妈妈才会有刺痛的感觉。所以，这是一个非常好的信号！

那么，怎样缓解妈妈的乳房胀痛呢？做到以下几点，相信妈妈很快就能减轻疼痛，找到母乳喂养的幸福感了。

首先，这个时候妈妈一定要坚信自己的乳汁是足够的，坚持做到纯母乳喂养，让乳腺得到充分、有效的吸吮。纯母乳喂养是除了妈妈的乳汁外，不给孩子添加任何的奶粉、饮料或水。纯母乳喂养要做到不定时、不定量、按需哺乳。

其次，妈妈也不要再喝下奶的汤汤水水了，喝多了只会加重胀痛

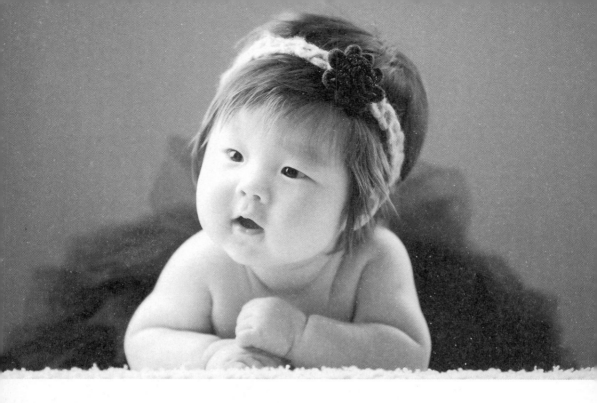

的感觉，不及时排出还会发生乳腺炎，有回奶的危险。宝宝那么小，吃的奶量是有限的，乳汁太多他们也吃不了。妈妈的奶不是越多越好，够宝宝吃就可以了，太多只会增加我们的负担。

还有就是妈妈一定要注意保护好乳腺，不能压到、碰到腺体，不能佩戴不合适的胸罩，避免长时间侧卧睡觉，更不能俯卧睡觉，因为这些情况都有可能造成妈妈乳腺不通或水肿，进一步加重乳房胀痛的症状。

再有就是部分妈妈因为不愿意半夜起来给宝宝喂奶而选择晚上让家人用奶瓶给孩子喂奶。其实乳汁在夜里分泌会更加旺盛，如果晚上不给孩子哺乳，乳腺更易发生积奶、胀痛的情况。母乳喂养的原则就是不定时、不定量、按需哺乳。按需哺乳不单单是指我们的宝宝饿了需要我们，同时乳腺出现胀痛的感觉说明我们也需要宝宝了，只要宝宝吃完奶，我们就不会有疼痛的感觉了。所以，妈妈还要注意白天多休息，晚上坚持母乳喂养。

最后就是保持一个愉快的心情也是很重要的。要配合专业人员的治疗，不要因为一时的疼痛就放弃。临床中很多妈妈因为一时疼痛，而出现烦躁、心情不好、拒绝哺乳的情况，这样只会让事情变得越来越糟，离我们纯母乳喂养的目标越来越远。疼痛都是暂时的，通过正确的处理，这些症状很快就会过去的。

最重要的一点，就是一定要找专业的医务人员来处理妈妈的乳腺问题。我们的门诊经常会有因为受到不正确的治疗而患上乳腺炎甚至是化脓性乳腺炎的患者，多是因为在产后采取了错误的护理和治疗方法。所以，我们还是要去正规的或有医疗背景的机构寻求帮助。

 小知识

妈妈如果因为生病经医生诊断不能喂奶了，还是应尽早退奶。

妈妈产后足跟痛怎么办

足跟痛是足跟一侧或两侧疼痛，不红不肿，但行走不便，又称脚跟痛，是由于足跟的骨质、关节、滑囊、筋膜等处病变引起的疾病。

怀孕期间，孕妇的体重迅速增加，足部也会增大，这时产妇没有选择适合自己的鞋子，是引起产后足跟痛的一大原因。

产妇在月子里没有适当下地运动，足跟脂肪垫会出现退化现象，同时会出现脂肪垫水肿、充血等现象，从而引发行走足跟痛的症状。

有的妈妈在产后不小心淋雨受湿也会引起足跟痛。由于妈妈产后子宫内膜剥脱出血，导致元气大伤、血脉空虚，这个时候过早受凉、受寒，外邪乘虚而入就会造成肌肉和关节疼痛、怕风怕冷症状，从而出现足跟痛的症状。

产后一定要注意足部保暖，穿袜子，穿护脚趾、脚后跟的鞋子。产后3个月内不要穿高跟鞋和硬底鞋，穿凉鞋、拖鞋时最好穿上袜子。

对疼痛部位热敷，或进行其他物理治疗。多用热水泡脚。

产后要充分休息，但并非必须长时间卧床。产后如无特殊情况，应及早下床活动、散步，并做些产后保健操等运动。这样既能避免发生足跟痛，又有利于产后身体恢复。

 小知识

新妈妈可以使用硅胶的后跟垫或者全足垫，能很好地缓解行走时的疼痛。

06

给新生宝宝做好清洁

在医院里，每天有护士给宝宝洗澡，可回到家里，这烦琐的工作就落在妈妈和家人的肩上了。

肚脐

宝宝的肚脐是最令家长紧张的地方了。肚脐残端在脱落之前要尽量保持清洁、干燥，每次洗澡后或换尿不湿时可以用75%的酒精、碘附或安尔碘擦拭脐带周围。很多妈妈不敢擦拭里面，只把暴露在外面的部分擦一下是不行的，一定要擦到肚脐褶皱里面，不能有漏掉的地方。如脐带稍有出血或分泌物，通常不用担心。但如果肚脐看起来红肿，流出的液体有异味，就要及时去医院看医生了。

头面部

给宝宝洗头时，不要把洗发液直接倒在宝宝的头发上，要用手沾水揉搓一下后再给宝宝洗。妈妈要注意两个部位：一个是眼睛，一个是耳朵，尽量不要让水流进去。耳朵在脸的两侧，容易被妈妈忽略。洗澡时大人要用拇指和食指按住宝宝的耳朵，避免洗澡水流进去引发中耳炎。如果不小心有水进到耳朵里，一定要及时用干棉签擦拭，保持耳道清洁干燥。

皮肤褶皱处

宝宝的脖子下面、腋窝、腹股沟，胖宝宝的肘关节、膝关节也要注意。宝宝的新陈代谢比成人要快很多，如不及时清洗这些皮肤皱褶处，汗渍会对皮肤造成刺激，容易出现感染、糜烂等情况。所以，给宝宝洗澡时一定要把这些部位充分暴露，清洗干净。脖子下是宝宝褶皱最多的地方之一，也是相对不好清洗的地方。清洗时大人用手部虎口托住宝宝的颈部，使颈部呈伸开状，这样可以充分暴露宝宝的皮肤，用清水清洗后，立即蘸干。还需要强调的是，尽可能不给宝宝用爽身粉，以避免在扑粉过程中吸入呼吸道。

指甲

很多家长认为没有必要给这么小的宝宝剪指甲，但是新生儿的皮肤很嫩，很容易被指甲划伤，也容易挂到衣物上损伤宝宝的指甲。建议在宝宝睡着的时候剪指甲，避免因哭闹而使孩子受到意外伤害。

小屁屁

男宝宝和女宝宝小屁屁的清洁方法是不一样的。男宝宝在排泄后，一定要注意龟头的清洗，如有包皮过紧的情况，可以适当上翻，不要一次都翻过来，每天多翻一点儿就可以了。女宝宝要注意会阴和肛门的清洁，清洗时要按照从上往下的顺序，要把大小阴唇适当分开，用流动的清水冲洗。无论是男宝宝还是女宝宝，都不宜在外生殖器处使用爽身粉。

 小知识

给宝宝洗澡时水温很重要，36摄氏度~38摄氏度较适宜；室内温度保持在24摄氏度~26摄氏度；室内光线最好是柔和的自然光，以便观察宝宝的皮肤状况如是否有皮疹或损伤等。

07

包皮——男宝宝的大问题

　　婴儿期男宝宝的包皮一般都是完全包住龟头的，这种包茎是生理性的。这个时候小儿包皮与龟头之间有纤维粘连，包皮可以保护龟头，使尿道口避免受到刺激和损伤，所以这是一种自我保护机制。有些男宝宝的包皮内有黄豆大小的块状凸起，或翻开包皮时有白色皮脂样物溢出，这是男宝宝包皮内的分泌物及脱落的表皮细胞，妈妈不用过于担心。

　　包皮内包着龟头，里面温度高、湿度也大，易于细菌繁殖，加上包皮有分泌物和尿液混在一起，因此是需要重点清洗的部位。儿外科门诊经常会有因为不敢清洗或清洗不到位而出现龟头发炎的男宝宝来就诊。

　　清洗时家长要将宝宝的包皮轻轻上翻，幅度不宜过大，以免引起疼痛和出血，能翻多少就翻多少，不要强求都翻上去，露出龟头即可。随着宝宝年龄的增长以及阴茎的发育，包皮内纤维逐渐吸收分离，包皮口逐渐松弛，慢慢才能露出龟头。清洗龟头要用清洁的温水，动作要轻，忌用含药性成分的液体和皂类，以免引起过度刺激和过敏反应。清洗后要轻轻擦干，将包皮翻转回去。

若宝宝排尿时包皮膨起呈气球状，甚至出现排尿困难，或尿液不能正常从尿道口的方向排出，就需要带宝宝到专科门诊就诊，咨询专科医生了。

小知识

给男宝宝清洗包皮时水温不宜太高，以38摄氏度左右为宜。

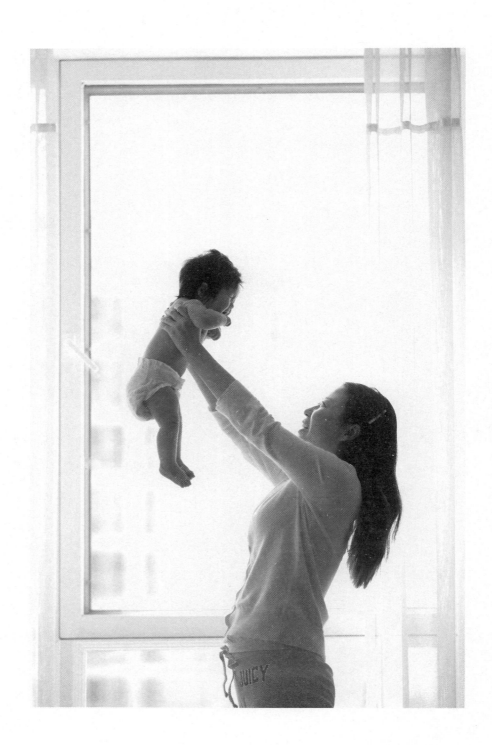

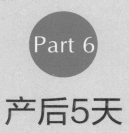

产后5天

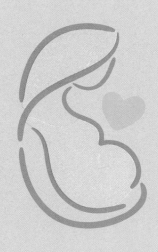

产后预防尿道感染·新生儿抚触·如何判断宝宝吃饱了·宝宝穿衣·漾奶和吐奶·宝宝囟门的护理·如何抱宝宝·如何给宝宝穿、脱衣服

01

妈妈要预防尿道感染

尿道感染是由细菌、病毒、真菌或多种寄生虫引起的。一般分为上泌尿道感染和下泌尿道感染。妊娠晚期胎头压迫膀胱及输尿管下端，导致排尿不畅，所以妊娠女性有泌尿系感染的易感性。再加上经历分娩后尿道有可能损伤，分娩过程中多次插导尿管，盆腔尿道较容易充血，产褥期妈妈抵抗力降低易导致细菌入侵，故更容易发生感染。

产后尿道感染的日常护理要注意以下事项：

注意清理恶露

 小知识

以膀胱为界，尿路分为上尿路和下尿路。上尿路包括双肾、输卵管，下尿路包括膀胱、尿道。

每天都要用温水清洗外阴，保持阴道清洁，恶露量多时要注意阴道卫生，每天用温开水或1：5000高锰酸钾溶液清洗外阴部。

选择柔软的卫生护垫

选用消毒卫生护垫，护垫要柔软，并且要经常更换，减少病毒侵入的机会。

多喝水

保证白天排尿4～6次。对于偶尔发作的尿道感染，用多喝水（每天2000毫升～3000毫升）的方法基本能自愈。容易发生尿道感染的妈妈，建议每隔2～3小时排一次尿。

不要憋尿

一有尿意应立即排尿，不要憋不住了才排。排尿时，尿液将尿道和阴道口的细菌冲刷掉，有天然的清洁作用，同时避免了细菌的过度生长和繁殖。

内裤宽松

内裤不要穿得过紧，宽松为宜，面料最好选择纯棉制品，此外还要做到经常换洗内裤，在阳光下晒干杀菌。让外阴有清洁的环境，不利于病菌的生长和繁殖。

新生儿抚触

　　新生儿抚触是妈妈和宝宝增进交流的有效方式，还能促进宝宝神经系统的发育，加快宝宝免疫系统的完善。宝宝在接受抚触时，由于皮肤受到不同力度的刺激，传到大脑，形成兴奋灶，并在多次刺激后形成固定兴奋灶，借以完成思维、想象和创造等各项心理活动。抚触可以广泛刺激宝宝身体的各个部位，从而解决皮肤饥饿的问题，促进宝宝的肌肉协调运动，让宝宝全身舒适、心情愉快，更易安然入睡。

　　我们一般在宝宝洗澡后进行抚触。操作前要关闭门窗，保持室温在24摄氏度~26摄氏度，可以放一些柔和的音乐做背景。准备好润肤油、毛巾、尿不湿、替换的衣物。进行抚触前，妈妈要修平指甲、摘下戒指、清洁好手部。

　　妈妈给宝宝抚触前要温暖双手，将润肤油倒在手掌心，揉搓后进行抚触。动作开始要轻柔，慢慢增加力度，每个动作重复4~5遍。要掌握正确的抚触方法，按头—胸—腹—上肢—下肢—背部—臀部的顺序进行，动作要到位，力度要适当。

头部抚触

大人两手拇指指腹从宝宝前额正中心向两侧发际滑动，双手拇指从下颌部中央向两侧向上滑动到耳垂，呈微笑状。一只手轻托宝宝的头部，另一只手指腹从宝宝一侧前额发际像洗头一样自前向后滑动，直到耳后。换手进行另一侧。到耳朵的地方可以从上到下轻轻捏一捏。

胸部按摩

大人双手分别从宝宝两侧肋缘向对侧外上方滑动至肩部，交替进行。避开宝宝的乳头。

腹部抚触

大人双手指腹分别按顺时针按摩宝宝腹部。脐带还没脱落的宝宝注意避开肚脐。

四肢抚触

大人两手呈半圆形交替握住宝宝胳膊，从上臂到手腕部轻轻挤捏，用拇指从宝宝掌心按摩到手指，并轻轻提拉每根手指。按照这个方法依次对四肢进行抚触。

背部抚触

宝宝趴在床上，以脊柱为中线，大人双手分别从宝宝脊柱中央向两侧滑行，从背部头侧逐渐下移至臀部，最后沿脊椎线由颈部抚触至臀部。

宝宝的状态决定了抚触的时间，应该避免在饥饿和进食后1小时内进行。每次抚触10～15分钟，不宜时间太长。

抚触过程中观察宝宝的反应，如出现哭闹、皮肤颜色改变等异常情况应暂停抚触，异常情况持续时应停止抚触，安抚宝宝。要一边抚触一边同宝宝讲话，不要强迫宝宝保持固定的姿势，如果宝宝觉得疲劳或情绪反应激烈时，要停止抚触。太轻柔的抚触会使宝宝感觉痒，引起其不适和反感；太重会造成宝宝损伤，所以要以宝宝舒适、感觉不痛不痒为宜。根据宝宝的感受随时调整力度。

 小知识
皮肤可是我们全身最大的触觉器官哦！

怎样判断宝宝吃饱了

很多妈妈在给宝宝喂完母乳以后，因为不知道具体奶量，担心宝宝没吃饱，而给予添加奶粉。而宝宝经常会含着奶瓶又吃了20毫升或30毫升，这样就容易给家人造成错觉，认为妈妈的奶水是不够宝宝吃的。接下来发生的事就是每次吃完母乳都会再添加奶粉，慢慢地我们会发现宝宝的奶粉越吃越多，而妈妈的母乳却越来越少了。

其实，判断宝宝吃得够不够方法很简单，只要观察宝宝的尿量和大便的量就可以了。一般刚出生的宝宝，排尿次数应是宝宝出生日龄加1，1周以后每天4~6次。例如，宝宝出生2天了，那么他24小时的尿量在3次以上就说明摄入量是够的。

我们的乳房不像奶瓶一样吃了多少毫升有刻度能够看出来，宝宝也不可能告诉妈妈我吃饱了，所以妈妈和家人总是会担心孩子饿着。其实只要掌握了判断孩子摄入量够不够的方法，一顿奶吃得够不够又有什么关系呢？就像我们中午朋友聚餐吃多了，晚上一定不会再吃得很多；相反，如果中午没吃饱，晚上就想大吃一顿了。顺其自然、按需哺乳，宝宝都会健康成长的。如果给宝宝吃得太多，反而会引起消化系统的问题，给宝宝的健康带来不利的影响。

最后，再次强调母乳喂养的原则就是不定时、不定量、按需哺乳！

小知识

母乳充足的妈妈，还可以观察一个小细节，就是在宝宝吸吮时，能听到连续吞咽声，有时随着吸吮，奶水会从宝宝口角溢出。

04

如何知道宝宝穿得厚薄合适

　　我在给孕妇学校的准妈妈们讲课时，经常会引用网络上的一句话："有一种饿，叫妈妈觉得你饿；有一种冷，叫姥姥觉得你冷！"现在帮年轻妈妈带孩子的一般以老人居多，老人穿衣的冷热感觉和年轻人是不一样的，更何况是和刚出生的宝宝比较呢！

　　宝宝的新陈代谢比成人要快，比如呼吸和心跳要比成人快一些，体温要比成人高一些，而且宝宝的体温调节中枢还没有发育完全，特别容易受到外界的干扰，稍稍捂得多一些，体温就上来了。所以，宝宝的穿衣原则一般是比成人少一件。

　　我们掌握了这个原则，如何判断宝宝到底穿得合不合适呢？一般情况，很多家长都会摸孩子的手和脚来判断孩子是冷是热，但是手脚属于循环的末端，通常反映的情况是不准确的。尤其是我们的小宝宝，手和脚的精细动作都不能完成，活动比成人要少得多，就更不能作为身体温度的判断指标了。相对来说，后脖子或后背所反映的温度会更加准确一些。因此，平时只要摸摸宝宝的后脖子和后背，就能知道他们所穿衣物是否合适。当然，还要保证宝宝露在外面的手脚不能是冰凉的。

 小知识

宝宝穿的袜子一定要保持干爽，否则容易着凉。

05

漾奶和吐奶有什么区别，应怎样处理

很多妈妈都会为宝宝的吐奶问题所困扰。什么情况不用处理，什么情况要妈妈注意观察，以及对吐奶宝宝喂养的注意事项，妈妈们一定要掌握。

漾奶是宝宝吃完奶后，奶水从口里流出，不会流很多；或是吃完奶后，妈妈抱着拍一拍，放下后，宝宝口里流出一些奶水。宝宝不会因为漾奶而出现明显不适的表现。

吐奶也是宝宝的常见现象，往往吐得比较多，而且吐的东西除了母乳以外可能还会有奶瓣，且呕吐呈喷射状。宝宝会有不适或吐奶后哭闹的表现。新生儿的胃容量小，位置比较横，上口即贲门括约肌发育比较差，下口即幽门通向肠道，它的括约肌发育较好。因此，新生儿胃的出口紧而入口松，奶液容易反流引起呕吐。随着宝宝生长发育，这种现象会逐渐消失。

当宝宝有呕吐症状时，家长一定要注意孩子的体位，让宝宝把奶吐到旁边去，而不是吸回去。由于新生儿还不会翻身，所以应该让宝宝侧躺。其实很多情况下，宝宝的呕吐并非疾病引起的，可能是因为喂养前后的护理不当所致。因此，妈妈们应该注意下面一些小细节。

● 喂奶的时候不要让宝宝吸进太多的气体，含接乳头时连同大部分乳晕也要含进去。如果是用奶瓶吃奶，一定让乳汁充满奶瓶嘴，要让宝宝把整个奶嘴含进嘴里。很多家长因为怕奶嘴吸入太深呛到宝宝，而不敢把奶嘴都送到宝宝嘴里。不要让宝宝边哭边吃，不要等宝宝很饿的时候才喂奶。

● 喂奶时尽量让宝宝呈头高脚低位，头轻轻后倾15°，就像我们喝水一定是仰头喝会觉得很舒服，而低头喝水会把嘴里的空气先咽下才能喝到水是一样的。

● 每次喂完奶后，要竖着抱起宝宝，轻拍后背直到宝宝打嗝后，再把宝宝放下侧卧。宝宝头部垫高，过30分钟后再搬动宝宝。尽量把换尿布、洗澡等活动安排在喂奶前。

● 不要频繁、过度地喂奶。有的宝宝把乳头当成安慰物，只有吃着妈妈的奶才会安然入睡，这容易造成宝宝频繁的呕吐。对于这样的宝宝可以考虑使用安抚奶嘴。

如果采取以上的措施后，宝宝的呕吐情况没有改善，要考虑进一步检查，排除消化道问题。

小知识

如果宝宝吐奶频繁、量大，且体重不增，或伴有腹胀、腹泻、发热等，要考虑疾病的存在，应及时就医。

宝宝为什么容易受到外界刺激，睡不踏实

很多妈妈会被宝宝睡梦中突然抬起的小手、小脚吓到，或是不知道宝宝为什么总是睡不踏实，一惊一跳的，担心宝宝是不是有什么问题。

新生儿住院期间，医生会帮助妈妈来排除宝宝的异常情况，询问妈妈的生产方式、羊水情况、胎心是否有过异常等问题，根据宝宝的肌张力、一般情况是否有异常，来决定是否需要进一步的检查。如果医生判断宝宝是没有问题的，那妈妈就不必担心了。由于新生儿神经系统发育不完善，受到外界刺激引起的兴奋容易"泛化"，就是我们在打开新生儿包被或是遇到大声、强光、震动以及改变他的体位，都会让宝宝抖动起来，出现震动样自发动作。这是一种全身动作，在婴儿仰躺着的时候看得最清楚。还有一种新生儿的反射是人从灵长目种系进化来的遗存现象，它显示了幼畜遇到紧急情况伸出四肢抓住母畜的能力，叫作惊跳反射。婴儿出现惊跳反射时，双臂伸直，手指张

开，背部伸展或弯曲，头朝后仰，双腿挺直。这种反射一般持续到宝宝3～5个月就会消失，如果超过这个时间仍存在就应该去医院进一步检查。

宝宝出现这种情况时，只要我们用手轻轻按住他身体任何一个部位，就可以让他安静下来了。没有裹包被的宝宝，只要扶住他的双肩或者抱在怀里，也能让宝宝安静，不需要特殊处理。

小知识

其实，孩子从小和妈妈分床睡好处很多，例如更卫生、会给宝宝带来安全和温暖、有利于培养孩子的独立性，分床睡妈妈也会休息得更好。

07

新生宝宝囟门的护理

新生宝宝头部前后各有一个地方颅骨没有闭合，摸上去手感柔软，并有与脉搏一样的跳动，医学上称为囟门。前面的囟门较大，呈菱形，叫作前囟；后面的囟门较小，呈三角形，叫作后囟。

囟门的清洁

妈妈可以在给宝宝洗澡时清洁囟门，用宝宝专用洗发液轻轻揉一会儿，然后用清水冲净即可。如果宝宝囟门上有污垢不易洗掉，建议妈妈不要用力搓揉，可以用消过毒的纱布蘸取一点儿润肤油或抚触油，敷在宝宝的囟门处，软化2～3小时后，就可以很容易地洗掉了。如果污垢较多，也不要追求一次清理干净，可以反复清洗几次。

妈妈在照顾宝宝时，不要让硬物或尖锐的东西碰触宝宝头部。如果不慎擦破了宝宝的头皮，可以立即用棉球蘸取碘附给宝宝消毒，以免感染。另外，室温比较低或者要带宝宝外出时，最好给宝宝戴上帽子，或用毛巾罩住囟门。

后囟在宝宝出生的时候只留下了约一指尖宽的缝隙，大约3个月后就会合拢。我们通常提到的囟门都是指前囟，这个区域在宝宝12～18个月的时候会闭合，最晚不会超过2岁。

囟门反映出的健康问题

在宝宝患病时，囟门也是观察宝宝疾病进展的一个重要窗口。囟门饱满膨起要特别引起警惕，说明颅内压增高，这是脑膜炎、脑炎的一个重要临床体征；而囟门凹陷，则要注意宝宝有无脱水的现象。

■ 囟门鼓起

囟门突然鼓起，在哭闹时更明显，手摸有紧绷绷的感觉，并伴有发烧、呕吐、颈项强直、抽搐等症状，可能是颅内感染，应马上就医。

囟门逐渐变得饱满，可能是颅内长了肿瘤，或者硬膜下有积液、积脓、积血等，要尽早就医。

■ 囟门凹陷

如果宝宝正在腹泻、发热或者使用了大量脱水剂，而囟门凹陷，提示宝宝已经缺水，要及时补充。

宝宝长期过度消瘦，要查看一下宝宝的囟门，如果囟门也出现凹陷，可以判断宝宝营养不良。

■ 囟门早闭

宝宝囟门早闭时必须测量其头围大小，如果头围大小低于正常值，可能是脑发育不良。

有些看似生长发育正常的宝宝，在5～6个月时前囟门也仅剩下指尖大小，似乎要关闭了，其实并未骨化，应请医生鉴别。

为预防感染，囟门要经常清洁，如果头皮有外伤要及时消毒，以免感染到囟门皮肤，另外，外出或温度较低时要戴帽子保护。

■ 囟门过大

囟门过大同时伴有头围增加的话，妈妈要注意宝宝是否有脑积水的发生，应咨询儿科医生。

 小知识

给宝宝清洗囟门时，动作要轻柔，不能用手指抓挠，要用温水。

08

如何抱新生宝宝

刚刚出生的宝宝身体小而软，不管是在抱起时、抱持时或放下时都要掌握正确的姿势，以免对宝宝造成伤害。

抱起时的注意事项

宝宝要等到4周以后才能够完全控制自己的头，因此，妈妈抱起宝宝的时候，一定要托着宝宝的头部，把手伸过宝宝的颈部后面，托起宝宝的头。妈妈把另一只手放到宝宝的背部和臀部后面，安全地支持着宝宝的下半身。

抱持时的注意事项

妈妈把宝宝抱在自己任何一只手臂上时，宝宝的头部要比躺在妈妈的手臂上部的身体其余部分稍高，妈妈用前臂和手环绕着宝宝支托起宝宝的背部和臀部。这样可以对宝宝讲话和微笑，宝宝也可以注视妈妈的一切表情和注意妈妈的讲话。

妈妈用前臂把宝宝紧靠着自己的上胸部，让宝宝的头伏在妈妈的肩上并用手扶托着。这样，妈妈可以腾出一只手来。不放心的话可以用手支托着宝宝的臀部。

放下时的注意事项

放下时必须把宝宝的头托住。

1个月内的婴儿不适宜频频抱起，如果需要抱起，主要是平抱，也可采用角度较小的斜抱。对于易吐奶的婴儿则应采取斜抱，这样可防止吐奶或减轻吐奶的程度。

> **小知识**
>
> 婴儿常用哭来表达自己的需求，不管是饿了、尿湿了，还是冷了或热了，爸爸妈妈都要及时去抱抱宝宝，弄清问题在哪里，并做出处理。

如何给新生宝宝穿、脱衣服

宝宝的身体柔软，四肢大多是屈曲状，再加上抵抗力弱，容易受凉，特别是在寒冷的冬天，最大的麻烦是宝宝还不会配合妈妈，所以给宝宝穿脱衣服时要掌握一定的方法。

给新生儿穿衣服的方法

先给宝宝一些信号，比如抚摸他的皮肤，和他轻轻地说话，告诉他："宝宝，我们来穿上衣服，好不好？"使他身体放松，并确认一下是否需要更换尿布。

■ 前开襟衣服

先将衣服打开，平放在床上，让宝宝平躺在衣服上，大人的一只手将宝宝的手送入衣袖，另一只手从袖口伸进衣袖，慢慢将宝宝的手拉出衣袖，同时另一只手将衣袖向上拉。之后，用同样的方法穿对侧衣袖。最后将衣服拉平，系上系带或扣上纽扣。用同样方法穿外衣。

■ 裤子

给宝宝穿裤子比较容易，大人的手从裤管中伸入，拉住宝宝的小脚，将裤子向上提，即可将裤子穿上。

■ 连身衣

先将连身衣纽扣解开，平放在床上，先穿裤腿，再用穿上衣的方法将宝宝的手穿入袖子中，然后扣上所有的纽扣即可。连身衣穿脱方便，穿着也舒服，保暖性能也很好。

■ 套头衫和衬衫

要记住，宝宝的头是椭圆形的，如果领口小，要把套头衫的下摆提起，挽成环状，先套到婴儿的后脑勺上，然后再向前往下拉，经过前额和鼻子的时候，要把衣服托起来，不要让衣服挂在宝宝鼻子上。宝宝的头套进去以后，再把他的胳膊伸进去即可。

给新生儿脱衣服的方法

大多数宝宝都不喜欢脱衣服，一是怕冷，二是脱衣服时身体受到挤压，让宝宝感到不舒适，因此，在给宝宝脱衣服时妈妈的动作一定要轻柔、迅速。

■ 连衣裤

先把宝宝放在一个平面上，从正面解开连衣裤，轻轻地把双腿拉出来，可在此时更换尿布，然后把宝宝的双腿提起，把连衣裤往上推过背部到他的双肩，轻轻地把宝宝的双手拉出。

■ 套头衫和衬衫

先握着宝宝的肘部，把袖口卷起来，然后轻轻地把手臂拉出来，把汗衫的领口张开，把手伸进衣服内撑着衣服，小心地通过宝宝的头，避免盖住或擦着他的脸，将整件衣服取出。

给新生儿穿、脱衣服的注意事项

给宝宝穿衣、脱衣时一定要让宝宝仰面躺在垫子或毛巾上。等宝宝到4个月大，能稍微控制自己的脑袋了，可以把宝宝放在大人的大腿上穿、脱衣服。

妈妈不要留指甲，避免在接触时伤害到宝宝。穿、脱衣服时动作要轻柔，按上衣、裤子、袜子、鞋子的顺序穿戴，再用小毛毯或小棉被包裹宝宝，要保证宝宝双腿有足够大的活动空间。

宝宝新陈代谢活跃，经常出汗，如果不能天天给宝宝洗澡，就一定要经常更换内衣和贴身的衣服，最好每天一换，不小心弄脏了，就要随时更换。

小知识

宝宝的衣服需要勤洗，但不要用去污力强的洗涤剂，普通肥皂即可。注意一定要用清水漂洗干净，去除残余的洗涤剂。洗后在阳光下晾晒，消毒灭菌，晒干后不宜与樟脑球及其他防腐、防潮、防虫制品同放。

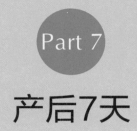

Part 7

产后7天

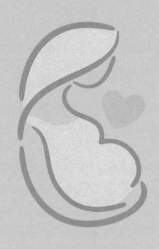

乳腺炎的问题·哺乳期可以用药吗·产后洗澡·宝宝湿疹·宝宝尿布疹·观察宝宝大便

乳腺胀痛，是不是得了乳腺炎

首先，我们要学会区别生理性乳胀和乳腺炎。

生理性乳胀一般没有体温升高，也不会有局部红肿的症状，只是单纯的胀痛，血常规检查没有异常。乳腺炎的主要表现为乳腺局部皮肤红、肿、热、痛，还可能伴有畏寒、头痛、体温升高，血常规检查白细胞计数和C-反应蛋白异常升高。如果您有了以上的表现千万不能自行处理，一定要到医院采取正规的治疗方案。

在不能确定自己是否患有乳腺炎时，不要热敷，一定要冷敷。因为热能扩张血管，起到发散的作用，会让炎症越来越重，而冷敷是收缩血管，起到局限炎症的作用。

一般的情况下不要停止母乳喂养，继续让宝宝吃母乳，在医生指导下应用相应的药物。当宝宝不能及时把乳汁吸出来时，一定要寻求医务人员的帮助，把乳腺里的乳汁尽快排空，增加乳腺里乳汁的新陈代谢，避免乳腺炎进一步发展成化脓性乳腺炎。

炎症的诱因有很多。

首先妈妈如果不能做到纯母乳喂养，乳腺里的乳汁不能及时更新，就像剩饭剩菜一样，放久了就会变质的，使细菌过度繁殖，而发生了细菌感染，这就是乳腺炎患者都有高热的原因。

还有如果不小心压到乳腺，或是被宝宝撞到了，使局部出现外伤性的水肿，导致乳腺管腔变细、乳汁流出不畅，诱发乳腺炎。妈妈一定要注意保护乳腺，局部要采取正确的处理方法。

再有就是妈妈饮食不当，不吃蔬菜和水果，或喝了太多的下奶汤造成的，那就一定要调整和控制饮食了。如果妈妈心情不好，着急上火，也会引起乳腺炎的。

找到原因，做好预防，相信妈妈们都能做到远离乳腺炎。

哺乳期可以用药吗

　　哺乳的妈妈生病时，不要自己随便用药，应当向专科的医生咨询，告诉医生自己正处在哺乳期，并在医生的指导下规范用药，并选择在哺乳刚结束时用药，尽可能与下次哺乳时间间隔开。大部分的药物只能少量进入母乳，而且只有少数药物会影响宝宝的安全。当妈妈必须用药却又没有安全保证时，最好暂停母乳喂养。避免使用四环素、氯霉素、磺胺、激素类药物。但是，妈妈要注意继续保持泌乳，不要把自己的奶憋回去了。停药一段时间后，妈妈还是可以继续母乳喂养的。

　　当妈妈服用治疗精神病或抗惊厥药物时，要观察宝宝是否有嗜睡的情况。

　　如果妈妈患有严重的慢性病需要长期服药，就要向医生咨询，选择对自己和孩子都有利的喂养方式了。

　　和大家分享一个案例，我总是用这个故事来鼓励遇到同样问题的妈妈。2013年的冬天，当时有位妈妈产后十多天，因为用药不能哺乳，自己一直把奶挤出来。可是妈妈的奶水太好了，挤得手腕酸痛，也没能避免乳腺炎的发生。当她来到我的门诊时，乳腺已经是暗红色的，眼看就要化脓

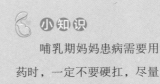

了。我忍不住问她，这要挤到什么时候啊，不考虑回奶吗？这位妈妈特别坚定地说："我就想让孩子吃上我的奶，哪怕吃一天，我也是喂过母乳的啊！"就这样她一直坚持到第4个月，才给宝宝吃上母乳。

坚持就一定能实现！任何困难都不能成为我们拒绝母乳喂养的借口！

好脏啊，我要洗澡

妈妈们在坐月子期间最头疼的问题就是自己要洗头、洗澡，可老人们以"为妈妈好"的理由坚决反对，这也是造成很多家庭矛盾的导火索。什么时候能洗澡，怎么说服固执的老人放弃陈旧观念让妈妈洗澡，成了困扰很多新妈妈的难题。

按照我国传统的习惯，产妇在坐月子期间是绝对不能洗澡的，否则会出现全身疼痛的情况。之所以有这样的传统观念，是因为产妇在分娩过程中全身的毛孔以及骨缝都完全张开，并且在产后的一段时间内很难完全闭合，在这种情况下洗澡的话就会导致邪风入侵，导致患各种月子病，再加上产妇在坐月子期间气血两虚，这个时候洗澡的话更容易使风寒侵袭体内。风寒入侵人体还有可能会导致邪风滞留于肌肉和关节中，从而引起周身气血凝滞以及流通不畅的情况。这就是产后很多产妇经常会出现月经不调、身体关节和肌肉疼痛的原因。

其实，之所以会留下产妇不能在坐月子期间洗澡的习俗，多半是因为那时候生活条件差，不能为产妇提供良好的浴室及取暖设施所致。但是，现在居民的生活条件已经有了翻天覆地的变化，能够为产妇提供非常良好的洗浴环境和设施，从而让产妇在洗澡期

间避免受凉感冒。如果产妇坐月子期间长时间不洗澡，就很容易导致下身产生的恶露及溢出的乳汁滋生大量的细菌，影响健康。

一般情况下，产妇分娩后的3～4天就可以洗澡了，及时洗澡对产妇而言不仅没有害处，反而有活血、行气的功效。适当洗热水澡可以帮助产妇有效解除分娩疲劳，保持舒畅的心情。洗澡还可以加深产

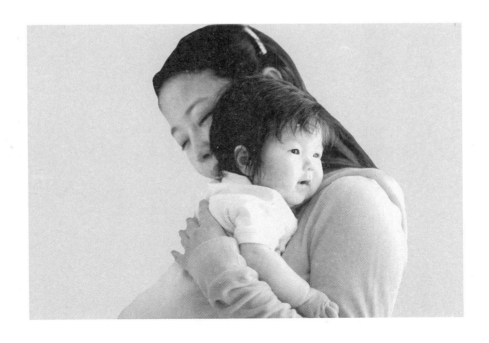

妇睡眠、增加食欲，并且让气色逐渐好转起来。其实，水中分娩就已经很好地说明了产后可以洗澡的事实了，生宝宝的时候都可以泡在水里，那生完后有什么不能洗的呢？

妈妈产后如果长时间不清洗，不但会导致细菌的滋生，而且不利于分娩伤口的血液循环，从而导致会阴伤口以及剖宫产切口难以恢复。

因此，妈妈在坐月子期间应该及时洗澡，如果会阴没有伤口的话更应该尽早开始沐浴。

产后的洗澡也是有一定讲究的，正所谓"冬防寒、夏防暑、春秋防风"。产妇不宜洗盆浴，以免不洁洗澡水流入生殖器引起感染，应选择淋浴。在炎热的夏季洗澡，浴室温度保持常温即可；而在天气寒冷的秋冬洗澡，一定要注意保持浴室暖和（室温20摄氏度）、避风，除此之外还应该将洗澡水的温度控制在40摄氏度左右。妈妈洗澡后穿好衣服、吹干头发再出浴室，关闭门窗，以免受凉。

湿疹！湿疹！

湿疹是宝宝最常见的皮肤问题，多出现在面部两颊、额头、眉间、头皮、耳部等地方，也可蔓延全身。湿疹起初为散发或密集的红斑丘疹或血疹，严重的逐渐增生，有渗出、糜烂，后结痂、脱屑，反复发生，经久不愈。

湿疹的发生与宝宝的体质、饮食及生活环境等都有一定关系。过敏体质的宝宝更容易因外界的各种刺激因素如食物、花粉等诱发湿疹，因此，妈妈应在照顾宝宝的过程中注意各种可能诱发湿疹的因素。

引起宝宝湿疹最主要的原因在食物上。有国外研究表明，母乳喂养的孩子出现湿疹的比例要比人工喂养的比例低，所以在没有不适合喂母乳的因素存在时，要尽可能给孩子纯母乳喂养。若是母乳喂养的孩子湿疹比较重，建议妈妈对自己的饮食结构加以限制：注意忌食辛辣刺激性食物，如辣椒、生葱、生蒜等，同时尽量避免食用其他容易引起宝宝过敏的食物，如虾、蟹类海鲜食品。如果是人工喂养的宝宝出现湿疹，妈妈要注意观察宝宝对奶粉的反应如何，必要的时候要更换奶粉。当开始给宝宝添加辅食时，应从少量开始，一次加一种，以方便妈妈观察孩子对这种食物是否有过敏反应。

　　除了饮食外，孩子的生活环境也是妈妈应该注意的一个方面。室内的温度、湿度适宜，保持干净卫生，尽量不要放太多杂物，枕头、衣物经常换洗，尽量用纯棉制品的床上用品。天热宝宝出汗多的时候，要经常洗澡保持清洁卫生，洗澡时不要用热水、香皂。洗完澡后可给宝宝擦点儿婴儿润肤霜保持皮肤滋润。

　　如果宝宝已经患上湿疹，发作时往往会比较痒，过热的环境会加重痒感，因此室温不要过高；尽量避免让宝宝抓挠患处以引起破损；不要用热水刺激患处；湿疹期间建议推迟疫苗接种。

小知识

　　一般湿疹会随着宝宝年龄的增长而逐渐减轻，甚至痊愈，但也有少数湿疹严重的宝宝发展至儿童期甚至成人期。

警惕宝宝得尿布疹

新生儿吃奶水，所以大小便的次数较多，大小便中的一些成分会刺激皮肤。如果不及时更换尿布，用不了半天时间，臀部皮肤即会被腐蚀，开始是肛门周围的皮肤发红、肿胀，逐渐发展到小皮疹、水疱、皮肤擦烂脱皮、露出皮下鲜肉，即为尿布疹。

如何预防宝宝得尿布疹呢？家长要注意以下几点：

● 给宝宝勤换尿布。

● 大小便后，为宝宝洗屁屁或是用湿巾擦净屁屁。

● 在洗净的屁屁上擦上护臀膏，可给宝宝的小屁屁提供一道保护膜，避免直接受大便或尿液的刺激。

● 给宝宝换尿布的时候，可先不急于为宝宝穿上尿裤，先让小屁屁通通风，晾一会儿。

 小知识

有的妈妈会发现宝宝尿布上有粉色痕迹，这是尿液浓缩的表现，给宝宝多喂奶或适当喂水可消失。如果粉色痕迹长期不消失，应到儿科就诊。

●为宝宝选择透气性好、吸湿性好的干爽型纸尿裤，可使宝宝尿湿后小屁屁依然干爽。有些宝宝对纸尿裤过敏，那妈妈就要麻烦些，为宝宝准备纯棉尿布。

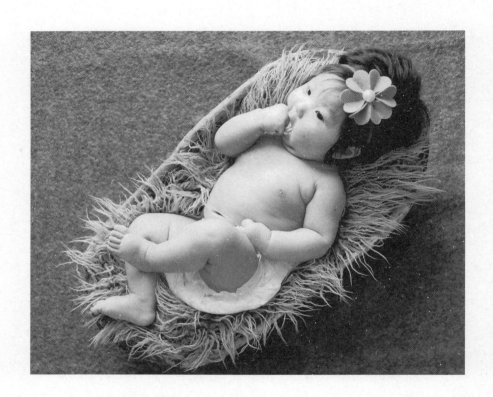

宝宝拉绿色大便是怎么回事

正常宝宝大便的颜色和宝宝喂养方式有一定关系。母乳喂养的宝宝，正常大便呈黄色或金黄色，稠度均匀如膏状，有一股甜酸气味，但不臭，无明显黏液，偶有颗粒样奶瓣或微带绿色；人工喂养的宝宝，大便呈淡黄色或土黄色，质较硬，干燥成形，往往不粘污尿布，如奶中糖多则变软，并略带腐败样臭味。

一般来说，母乳喂养儿的大便偏酸性，正常大便略呈浅绿色，有时会混杂一些白色颗粒。只要宝宝吃奶好，精神状态良好，并且体重增加，则属于正常现象。奶粉喂养儿若排出绿色大便，或母乳喂养儿大便呈深绿色，一般都是由于以下原因而造成的，妈妈要注意比对，判断是何种原因造成宝宝拉绿色大便，并对症下药，选择适合宝宝的治疗方法。

• 宝宝在腹部受凉、消化不良的情况下有可能会出现溢奶、拉绿色大便的现象。如果化验显示有细菌感染，需要积极治疗。消化不良的宝宝，可以适当吃些益生菌。

●宝宝在没吃饱的时候，因为饿而导致肠胃蠕动过快，使肠道中的胆绿素尚未转换成胆红素就从大便中排出，大便就会呈绿色、稀便。

●脂肪在消化过程中，如果因各种原因导致胆汁消耗较少，多余的胆汁则从大便中排出，使大便呈绿色。

●吃含有铁质奶粉的宝宝，若不能完全吸收奶粉中的铁质，大便会呈黄绿色，且大便中的白色颗粒较大，容易有臭味。

 小知识

健康的母乳喂养的宝宝每天排便次数可达10～12次。

Part 8

产后10天

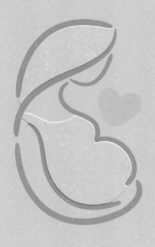

产后锻炼·宝宝腹胀·马牙·如何储存奶水·情绪对泌乳量的影响

01

产后锻炼

正常顺产者，分娩24小时后就可以下床活动了，做一些四肢运动或腹式呼吸等简单的动作，产后10天左右就可以开始进入规范锻炼阶段了。但是由于个人体质的差异，产妇开始锻炼的时间要根据个人的身体状况提前或推迟。

锻炼强度要掌握循序渐进的规则，要非常非常的安全，保证对身体没有任何的压力和负担，不能一下做太多而造成不必要的损伤。锻炼方法也很重要！正确的方法不仅对身材恢复有好处，对缓解产后肌肉和骨骼的酸痛也有很好的效果。

第一次锻炼，取仰卧位，双腿伸直，双臂放在身体的两侧。

上肢运动

双臂向两侧打开，双手向上方高举合掌，再向上延长拉伸双臂，保持5个呼吸，呼气放松还原。此动作可锻炼胸

156

肌，美化胸部，避免乳房松弛、下垂。但是，胀奶的妈妈就不要勉强做这个动作了，做做五指伸展、握拳的动作就可以了。

腹式呼吸

双腿弯曲稍分开，双手放在腹部，进行均匀呼吸。吸气时，腹部向内收缩，感觉胸部慢慢扩大，呼气时还原放松。此动作锻炼腹部肌肉，能够帮助腹肌更好地恢复。

提肛练习

配合呼吸，感觉吸气时盆底向上收缩，阴道紧张。呼气时放松。每组做5次，配合5次吸气、呼气，根据自己的情况最少做3组。

勾绷脚练习

此动作帮助增加下肢血液循环，运动腿部肌肉，还能预防下肢静脉血栓的发生。每组做10次，根据自己的情况做2～4组。

这些小动作的锻炼，除了提肛运动开始时间要根据会阴恢复的情况来决定外，其他运动都是越早越好的。另外，妈妈在恶露没干净的时候，不要做倒立或阴道口高于子宫颈口的动作。盆底肌力不好的时候不要做加强腹肌力量的锻炼。

 小知识

产后适当运动好处多，但运动量应循序渐进！

这个时候做什么运动最重要

一般妈妈产后10天会阴水肿、切口问题已经不存在了，剖宫产的妈妈腹部切口也都愈合良好，没有问题了。宝宝也已经度过了最初的喂养问题。更多妈妈开始关注到自己的身材恢复！

其实，身材恢复是我们看到的表面、外在的恢复，而这个时候妈妈们最应该关注的是盆底内部肌肉的恢复，不要错失最佳恢复时期。

怀孕过程对女性的盆底本身就是一种损伤，只是损伤程度存在差异。正常体位时，人体的生理弯曲使腹腔压力和盆腔脏器的重力轴指向骶骨，而妊娠时，腰部向前突出，腹部向前鼓起、向下突出，重力轴线向前移，腹腔压力和盆腔脏器的重力指向盆底肌肉，加上子宫重量日益增加，使盆底肌肉处在持续受压中，导致盆底肌纤维变形、肌张力减退。

顺产是造成女性盆底肌肉松弛的主要原因，胎儿经过阴道分娩，经过胎儿的挤压，阴道扩张明显，盆底肌肉受到彻底破坏，弹性明显下降。对于这一点大家很容易理解，但因此就单纯地认为只有顺产才会造成盆底功能障碍那你就错了。剖宫产的妈妈和顺产的妈妈一样度过了280天的孕期，盆底肌同样受到增大子宫的压力，所以不要认为只要选择剖宫产就能避免盆底肌肉损伤，有损伤同样要做相关康复训练。

我每次在病房做宣教时，提到压力性尿失禁的症状，大部分的患者都会恍然大悟："原来是这样啊！我说我怎么会……""我们邻居的老太太就做了这样的手术"，等等。盆底肌不像四肢的肌肉那样被大家所熟悉，而我们平时锻炼练习的都是四肢肌肉，不会刻意去了解和锻炼盆底，盆底肌肉就会变成人体最先衰老的肌肉，所以很多女性到了40多岁的年龄都会或都或少出现压力性尿失禁的情况，年龄越大症状越明显。等到真的出现重度子宫脱垂、阴道前后壁膨出，就只能采取手术的治疗方式了，康复锻炼也起不了太大效果。所以，女性朋友们，为了我们退休后能无所顾忌地出去旅游、穿着美美的裙子跳广场舞，就从现在开始多做盆底锻炼吧！

小知识

所谓压力性尿失禁，是指打喷嚏或咳嗽、大笑等腹压增加时出现不自主的尿液自尿道外口渗漏。

宝宝的肚子看着鼓鼓的，正常吗

由于宝宝的腹部肌肉还没有发育成熟，没有足够的力量承担腹内脏器的重量，所以宝宝下腹部比较突出，看起来鼓鼓的，形象的说法为"青蛙肚"。妈妈不用担心，随着宝宝年龄的增长，肚子会逐渐变平坦的。

但是，妈妈要注意把腹部胀气和其他病理性腹胀区分开。宝宝吃奶时太急太快，或者过度哭闹造成腹部吸入太多空气而引起胀气，这种情况妈妈要注意喂养方法。不要等到宝宝饿得哇哇大哭的时候再喂，尽量让哭闹的宝宝安静下来，可以有效避免胀肚的情况。

多给宝宝做做腹部的按摩，吃完奶后多让宝宝直立地趴在妈妈肩上把胃里的空气排出来，都是缓解腹胀的有效办法。如果宝宝腹胀、腹部紧绷并合并呕吐、食欲不振、哭闹不安等，就要及时就医了。如果宝宝平时能吃能拉，排气正常，肚子摸起来是软的，就不用太担心啦！

04

宝宝牙龈上的白色小颗粒是什么

很多新手爸妈会发现，新生宝宝的牙龈上会出现白色小颗粒，这其实是一种正常现象，这是上皮细胞堆集或者黏液包囊形成的，俗称"板牙"或"马牙"，可存在较长时间，家长切不要胡乱用针挑破或用毛巾擦，以防感染。

另外，新生儿两侧颊部还可能各出现一个隆起的脂肪垫，俗称"螳螂嘴"，有利于吸吮乳汁，这个也不可挑破，数周会自然消退。

有的新生宝宝上腭中线上还可见大小不等黄色小结节，直径为2毫米～4毫米，也是由上皮细胞堆积而成，数周后会自然消退。

> **小知识**
>
> 宝宝一般在4～8个月大的时候就开始长牙喽！但由于每个婴儿发育情况不同，有的宝宝甚至在出生时就萌出第一对乳牙。

奶水太多了，怎么储存

部分妈妈这个时候存在奶水多到吃不了的情况，孩子吃不了，挤出来扔掉又觉得可惜，怎么办呢？其实妈妈可以妥善将奶水保存起来，以备不时之需。

首先，挤奶之前要清洗双手，准备好储存乳汁的储奶袋和挤奶工具。根据宝宝的食量，按每份60毫升～100毫升的奶量独立包装，并注明奶水挤出的时间。挤奶时不能只用吸奶器，因为吸奶器只能吸出乳腺前面的乳汁，而腺体后面的乳汁是吸不出来的。使用吸奶器的力度也要掌握好，不要吸不出来还使劲吸，这样会造成乳头和乳晕水肿。当吸奶器吸不出乳汁时，用手轻轻按摩一下乳房，或换另一侧乳腺，当吸到两侧乳腺都变得松软，妈妈也感觉不到胀胀的感觉了，就可以了。挤出的乳汁放在冷冻室里，如果是在0摄氏度左右的保鲜室里，可以保存4～5个小时；如果放在独立冰柜并保持冷冻状态，最长可以存放6个月。

当需要时，将取出的乳汁用温水解冻和复温，不要在火上直接加热，也不要使用微波炉加热，这样会破坏母乳的营养成分。加热的母乳要一次食用完，不可以再次冷冻。

掌握了乳汁储存方法，妈妈就不用担心上班后宝宝没有母乳吃了！

小知识

储奶容器不要装满，应在上端留些空间，因为乳汁遇冷会膨胀。

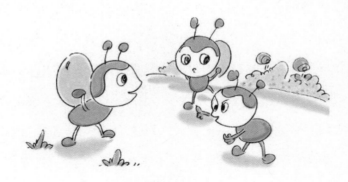

06

别让情绪影响到你的泌乳量

我经常会接到妈妈或家属打来的咨询电话，因为不注意，导致乳腺管阻塞，乳房内形成硬结或肿块。就在妈妈非常着急不知所措的时候，周围不但没有人安慰她，反而告诉她如果乳腺内有肿块不快点儿消除，很可能会导致乳腺炎甚至乳腺脓肿，真的发炎了不但要输消炎

药，还有可能进一步切开引流。为此，年轻的妈妈急得一夜没合眼，由于过度紧张和焦虑，第二天一滴奶水都挤不出来了。虽然又采取了很多的补救措施，但没有一丝效果，妈妈不得已只好采取配方奶粉喂养宝宝了。

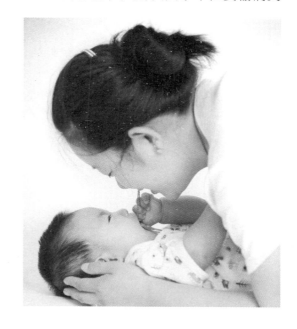

很多事实告诉我们，产妇由于受内分泌变化的影响，精神比较脆弱，任何不良刺激都容易引起她们的情绪波动，而过度紧张焦虑的情绪可以直接导致乳汁分泌减少甚至不再分泌乳汁。所以，在遇到影响母乳喂养顺利进行的事件时，家人尽量不要在妈妈面前暴露担心的表情或说出事态严重的语言。与此相反，要让妈妈保持愉快的心情，顺利度过这个时期。

小知识

新爸爸应该密切注意新妈妈的情感变化，多给予她鼓励和支持，多和新妈妈一起了解早期母乳喂养的一些常见问题，消除她的紧张心理，给母乳喂养成功奠定一个良好的基础。

Part 9

产后20天

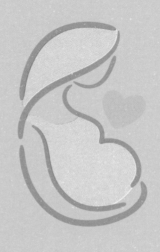

产后恶露不尽·手腕痛怎么办·注意保护眼睛·预防腰痛的体操·宝宝晚上哭闹怎么办·感冒了能喂母乳吗·月子里能喝米酒吗·产后抑郁·哺乳期控制体重·宝宝疫苗接种

恶露有异味是怎么回事

　　胎儿娩出后，自产妇阴道排出的分泌物，内含血液、坏死的蜕膜组织及宫颈黏液等，称恶露。正常恶露有血腥味，不臭。恶露可分为3种：一是血性恶露。这是产后第1~4天排出的分泌物，量多，色鲜红，含血液、蜕膜组织及黏液，与月经相似，或稍多于月经量，有时还带血块。二是浆液性恶露。这是产后第4~6天排出的，色淡红，含少量血液、黏液和较多的阴道分泌物，并有细菌。三是白色恶露。这是在产后1周以后排出的较白或淡黄色的恶露，含大量白细胞、蜕膜细胞及细菌，状如白带，但较平时的白带稍多。

　　每个产妇虽然都有恶露，但各人排出的量不尽相同，平均总量为500毫升~1000毫升。每个产妇持续排恶露的时间也不相同，正常产妇3周左右干净，如果产后2个月以上恶露仍淋漓不净，则属于恶露不尽。常见的原因有宫腔感染，宫腔内有妊娠物如胎盘、蜕膜等组织遗留，子宫复原不全，等等。如果分娩后恶露不尽，同时伴有臭秽味或腐臭味，或伴有腹痛、发热，则可能是阴道、子宫、输卵管、卵巢有感染；如果排出恶露量日渐增多，颜色逐日变红、变深，或出现瘀块，或有子宫出血、阴道创伤等，以致恶露持续不尽时，都要引起足够重视，并及时到医院检查治疗，以确保妈妈产后的健康。

小知识

正常的恶露一般在产后1天内流量达到最多，最好每隔1小时更换一次卫生护垫。

产后恶露不尽怎么办

正常情况下，恶露一般在产后20天以内即可排除干净。如果超过这段时间仍然淋漓不绝，即为"恶露不尽"，一定要引起注意并及时调整，否则迁延日久会影响身体健康并引发其他疾病。

产后恶露不尽的原因

■ 组织物残留

子宫畸形、子宫肌瘤等原因，或因妊娠组织物未完全清除，会导致部分组织物残留于宫腔内。此时除了恶露不尽，还有出血量时多时少、内夹血块并伴有阵阵腹痛等状况。

■ 宫腔感染

产后洗盆浴，或卫生巾不洁、产后未满月即行房事等原因会致使宫腔感染。此时恶露有臭味，腹部有压痛并伴有发热，查血常规可见白细胞总数升高。

■ 宫缩乏力

产妇产后未能很好休息，或平素身体虚弱多病，或分娩时间过长，耗伤气血，致使宫缩乏力、恶露不尽。

产后恶露不尽的居家调理

●分娩后每日观察恶露的颜色、量和气味，正常的恶露应无臭味但带有血腥味，如果发现有臭味，应立即查找原因并积极治疗。

●定期测量子宫收缩度，如果发现收缩差，应该找医生诊治看是否需要给予宫缩剂。

●保持阴道清洁。因有恶露排出，应勤换卫生巾，保持外阴部清爽。暂时禁止行房事，避免受感染。

●产后恶露不尽，若怀疑有胎盘残留，应及时去医院就诊，并在医生指导下治疗。

产后恶露不尽的预防

●分娩前积极治疗各种妊娠期疾病，如妊娠期高血压疾病、贫血、阴道炎等。

●对胎膜早破、产程长者给予抗生素预防感染。

●分娩后仔细检查胎盘、胎膜是否完全，如有残留应及时取出。

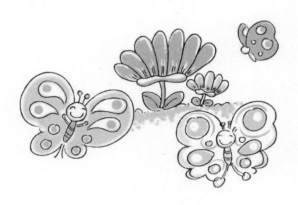

小知识

　　有的妈妈产后恶露只分泌一两周，但只要经历了正常恶露的3个阶段（血性恶露、浆液性恶露、白色恶露），且肚子不感到疼痛，也算是正常现象。

03

手腕痛怎么办

很多妈妈在照顾宝宝的时候都会出现腕关节疼痛的症状，经常怀抱婴儿、哺乳、挤奶，时间久了都容易诱发此问题。主要是因为妈妈在做这些动作时，手腕部经常处于重复性或持续用力的状态，令肌腱与腱鞘间产生过度的摩擦与劳损，导致局部发生无菌性炎症，腱周充血肿胀，腱鞘内压力增加，腱鞘反应性增厚。出现这种情况后，任何需要手腕部这两根肌腱滑动或用力的动作，都会引起手腕桡侧剧烈的疼痛。国外医生常把这一疾病通俗地称为"妈妈手"。

妈妈不用过度紧张，其实其他需要手腕和拇指长时间重复使用或用力的活动，也容易诱发手腕部腱鞘炎，比如绣十字绣、织毛衣等，家务繁重的主妇或经常需要掂勺、掂锅的厨师，也容易得这种疾病，这并不是什么特别严重的疾病。

激素变化是该病的常见诱因。妈妈经历了怀孕、生产和哺乳，体内激素水平会随之变化，可导致腱鞘内水肿、压力增高，此时更容易因为劳损而发展为腱鞘炎。

手腕部腱鞘炎的典型表现是：手腕用力或向小手指那边偏斜时出现手腕桡侧（拇指一侧）疼痛，比如做提热水瓶倒水的动作时出现明显疼痛，有时会出现剧烈疼痛，无法完成想做的动作。手腕大拇指根部出现肿胀和发热，可摸到一个鼓包，压着会有疼痛。

当妈妈出现这些症状时，尤其在手腕部腱鞘炎急性期内，最好少做或不做家务，不抱孩子，尽可能少用疼的一侧手腕用力。如果实在需要抱孩子，也需要注意调整抱的方法，用另一侧不疼的手腕来抱，疼痛一侧改为用肘部用力，让手腕和手指都空出来，保持放松状态，不能使劲。

多数人通过保守治疗就能逐渐好转。早期或病情不严重的，可以通过腕部热敷、局部涂抹解热镇痛药膏等，缓解疼痛症状，减轻炎症，但最重要的是手腕要得到充分休息。可以进行适当的按摩和活动：用一只手轻柔地按摩另侧腕关节；用拇指点按另侧腕关节痛点，同时另侧腕关节做旋转运动；双手五指相互交叉做摇腕运动；等等。只要妈妈坚持下去，很多都在1个月内症状就得到改善了。

小知识

佩戴腕部护具是很有用的，有利于减少腕部的不良用力，也有利于炎症消退。

04 妈妈要注意保护眼睛

妈妈在产后除了照顾宝宝、哺喂宝宝之外，在闲暇时也会想看看手机、电视等。只要妈妈不感觉疲劳，是可以在产后看一些书报读物、电视节目的，但是要掌握好度，每次连续用眼最好不要超过1个小时，如果感到眼睛不适，就要马上停止。

最需要妈妈们注意的就是手机的使用了，刷朋友圈也好、淘宝购物也罢，一定要注意用眼时间不可过久！

做眼保健操是比较有效的保护眼睛的方法，妈妈可以每天做2次，一次10~15分钟。

 小知识

近视眼的妈妈最好选择框架眼镜，如果一定要戴隐形眼镜，建议选择正规品牌的日抛型。

预防腰痛的体操

护腰体操可从产后2周左右开始进行，应先征询医生的建议。

改善腰功能的运动

●两腿稍分开，一边呼气，一边将腰部慢慢向前弯曲，上身与下身呈 90°就可以了。

●起身，一边吸气，一边将上身慢慢向后仰。

●坐在椅子上分开双膝，慢慢弯屈上身，将头伸入两膝之间。

●胳膊肘弯曲，从肩的高度开始向前方放下，同时弯腰，在腰部充分弯曲时，胳膊肘不伸直。

●向左或向右转动上半身，将手举过头顶，再向相反的方向转动上半身。

●仰卧，抱膝，抬起上半身，维持这一姿势回到仰卧状态，像摇椅一样，时起时落。

●仰卧，双手扶住床沿，扭动腰部，把左腿伸向床的右侧，脸转向左侧，上半身尽量平放在床上。两腿交替做。

强健腰肌的运动

●俯卧，手放在身体上，上半身和腿向后抬起，坚持5秒钟。

●站立，使身体向后仰，用力持续5秒钟。

护腰的一些技巧

●在高一点儿的台子上给宝宝换尿布、洗澡，减少弯腰的次数。

●买可以升降的婴儿床，小童车的高度也要注意方便妈妈照料宝宝，避免总是弯腰。

●把经常换洗的衣物放在衣橱适宜高度的抽屉里，以伸手可及为度。

●选用长柄扫帚、拖把和簸箕，每次打扫卫生时间不要过长。

小知识

妈妈产后外出不要过早穿高跟鞋，否则会使身体重心前移，容易引起腰部酸痛感。

06

宝宝晚上哭闹怎么办

不少妈妈都会说，我家宝宝白天还好，可是一到晚上就哭闹不止；或者是白天能踏实睡觉，可是一到晚上就烦躁不安。老人习惯将这些宝宝称为"夜哭郎"。大部分家长认为这是孩子缺钙引起的，而盲目给宝宝补钙或鱼肝油，其实很多问题都会引起宝宝出现这种情况。妈妈要是能分清是什么原因引起的，就能够解决问题了。

不论是什么时候宝宝哭了，首先看看宝宝是不是尿布湿了或者裹得太紧，宝宝的小嘴来回寻找是不是饿了，室内温度是否合适，被褥是否太厚或过薄，等等。对于这些情况，妈妈只要及时哺乳或消除不良刺激，孩子很快就会安静入睡。

比较常见的原因还有，宝宝晚上吃得太多，肚子胀、消化不良，肚子不好受，就会表现为夜里哭闹、睡眠不好。这样的宝宝多少都会有过度喂养的问题。因为婴幼儿的脏器娇嫩，脾胃的运化功能尚未健全，如果喂养过度，就会损伤脾胃，出现"胃不和则卧不安"的情况。至于进食量为多少，让孩子"三分饥寒七分饱"最好。宝宝的饮食应以"七分饱"为度。调整喂奶习惯的同时，还可以进行小儿推拿与中医调理。我们常说"健康是吃出来的"，并不是说吃的东西要好，而是说吃的方法要对，根据宝宝肠胃的能力合理安排进食，宝宝才会长得好、长得健康。

下面来说"三分寒"的问题。大人习惯把孩子捂得很严实，小手热热乎乎的，其实孩子的生命体征和成人是不一样的。比如，孩子的呼吸、心率都会比成人快，如果给孩子捂得太多，身体的热量散发不出来，孩子就会出现发热、睡不安稳的表现。

有的宝宝早晨起不来，到了午后2～3点才睡午觉，或者午睡时间过早，以至晚上提前入睡，半夜睡醒，没有人陪着玩就哭闹。这些宝宝早晨可以早些唤醒，午睡时间做适当调整，宝宝晚上有了睡意，就能安安稳稳地睡到天明。

有的宝宝白天运动不足，夜间不肯入睡，哭闹不止。这些宝宝白天应增加活动量，宝宝累了，晚上就能安静入睡。

另外，缺钙确实会引起宝宝睡眠不好。因为缺钙、血钙降低，会引起大脑自主神经兴奋性增高，导致宝宝夜醒、夜惊、夜间烦躁不安、睡不安稳。对于这种情况的宝宝，更不能疏忽了维生素D的补充，因为维生素D的缺乏会影响钙的吸收和利用。

如果宝宝平时睡得很踏实，偶尔夜里折腾、烦躁，这时要注意宝宝是否生病了。感冒、发热、鼻子不通气等都可使宝宝睡得不舒服。如果宝宝出现剧烈的哭闹、呕吐、腹胀等病理表现应及时就医。

　　平时全家应尽量统一时间就寝，妈妈即使需要熬夜，也尽量放低声音；卧室的灯光尽量调暗，甚至关灯，培养宝宝准确的生物钟，宝宝对自然环境慢慢适应了，就会养成黑天睡觉、白天活动的习惯了。

> **小知识**
>
> 　　纯母乳喂养儿每天应补充400国际单位维生素D（根据《2016版中国居民膳食指南》），不需要补钙；混合喂养儿，要计算配方奶中维生素D的含量，再考虑是否需要补充。

妈妈感冒了还能喂母乳吗

其实妈妈得了感冒，体内会产生抗体，此时继续哺乳能给宝宝最好的保护。无论是流感还是普通的感冒，都是呼吸系统疾病，大部分是由病毒感染引起的，病毒在入侵人体后会刺激机体产生抗体，抗体存在于人体血液、乳汁和鼻分泌物中，妈妈此时继续哺乳，乳汁中的免疫物质会保护宝宝。所以，妈妈感冒是不用停止哺乳的。

感冒的妈妈应注意休息，选择侧卧喂奶的姿势，以节省体力。注意进食清淡易消化的饮食。妈妈服用一般的感冒药和退烧药是可以继续母乳喂养的，如有特殊用药，一定咨询开药的专科医生再做决定。妈妈也可以采用一些中医的方法缓解感冒症状，缩短病程，如拔罐、放血、中药泡脚等。

如果妈妈体温超过38.5摄氏度，尽量休息，不要喂奶了。发热期间尽量把母乳排空，不要有多余的奶水留在乳房里，以免发生乳腺炎。平时我们发热知道要多喝水、多出汗，好让体温快点儿降下来，但这个时候摄入太多的液体会引起妈妈胀奶的情况发生。所以，妈妈一定注意乳腺的情况，不要感冒没好，又得了乳腺炎。

小知识

感冒的妈妈给宝宝喂奶时，要戴着口罩。

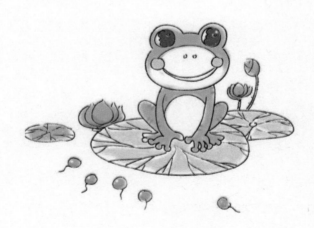

08

月子里能喝米酒吗

米酒的主要原料是江米，所以也叫江米酒，就是我们常说的醪糟、甜酒，是南方常见的传统地方风味。在汉中一带至今还保留着以米酒煮鸡蛋待客的风俗习惯。产妇坐月子喝米酒不但在我国台湾地区、南方流行，甚至现在北方、都有这种习惯，米酒鸡蛋更是不少人的月子餐。这是因为，产妇产后适量喝米酒或吃米酒烹饪的食物，对产妇的身体恢复有很好的效果。

米酒中的乙醇含量低，可为人体提供的热量比啤酒、葡萄酒都高出很多倍。米酒含有多种人体不能合成而又必需的氨基酸。富含的多种维生素、葡萄糖等营养成分，能起到开胃提神的作用，还有活血养气、滋阴补肾的功能，尤其对女性在月经期和产后尤有益处。

建议妈妈们在做米酒时打一个鸡蛋花在里面，香甜可口，只是不要一次喝太多哦！

 小知识

给产后妈妈炖肉类食物时，可以适当加点儿米酒，可以使肉质更加细嫩，且易于消化。

09

正确认识产后抑郁

什么是产后抑郁

　　产后抑郁症是指产妇分娩后出现的抑郁症状,是产褥期精神综合征中常见的一种类型,产褥期抑郁症多在产后2周内发病,产后4～6周症状最明显,少数可长达6～9个月。一般表现为抑郁、悲伤、沮丧、哭泣、易激惹、烦躁,严重者会出现以幻觉或自杀等一系列症状为特征的精神紊乱。其发病率国内外报道有差异,西方国家为10%～20%,国内报道为5.36%～11.09%。但随着社会竞争的加剧和人们对该病认知的提高,其发病率逐年增高,严重危害产妇和婴儿的身心健康。由于产后抑郁症是一种非精神病性的抑郁综合征,大多数不需要药物治疗,因此及时发现产妇抑郁症状并进行适当的心理干预非常重要。

导致产后抑郁的主要原因有哪些

■ 完美主义性格

完美主义性格的女性对于当母亲的期望过高以至于不现实，好攀比，怀孕前自己跟别人比，生了宝宝后与别人比孩子，遇到困难时不愿意寻求帮助，所以这类人群可能积累过多的负性情绪，在新妈妈的角色适应上比较困难。如果丈夫不能帮助一起照顾孩子，或者女性缺少精神上的支持，她们会感觉到巨大的压力。

■ 怀孕期间情绪波动比较大

怀孕期间有过比较严重的情绪波动，比如夫妇吵架、双方家庭的不和睦，都可能会使孕妇容易产生抑郁症。许多病例显示大部分女性在怀孕期间已经有产后抑郁症的征兆，其中一些人产后的抑郁情绪会逐步加深。

■ 内分泌变化的影响

在妊娠分娩过程中，体内内分泌环境发生了很大变化，尤其是产后24小时内，体内激素水平的急剧波动是产后抑郁症的生物学诱因。

■ 遗传因素

有精神病家族史特别是家族抑郁症病史的女性，产后抑郁症发病率高，说明家族遗传可能影响女性对抑郁症的易感性和她的性格形成。

■ 妊娠比较困难或伴有其他并发症

妊娠困难的准妈妈在整个孕期都处在焦虑中，如果产后一切顺利，产妇自我调整能力比较好，大多数人都会平稳过渡。但是如果遇到特殊情况，如产后发热、感染等状况时，对促进抑郁的发展有一定的作用。另外，中枢神经功能的易感性，情绪及运动信息处理调节系统（多巴胺）影响，也可能与产后抑郁的发生有关。

■ 产后社会角色的不适应

孕期准妈妈是人们关注的焦点，而产后大家的注意力几乎都转移到了孩子身上，妈妈感觉就像一下子从公主变成了灰姑娘。此时妈妈如果不能对宝宝产生认同感，则很难适应自己的角色，容易引发产后抑郁症状。

■ 准妈妈的既往社会经历和家庭支持

小知识

据统计，全世界女性中，大约每8位女性就会有1位女性在人生的某个阶段遭受抑郁症的困扰，而职业女性更是高风险人群。还有研究发现，女性遭受抑郁症困扰是男性的2～3倍，而女性孕期和产后是发生抑郁症最危险的阶段。

流行病学调查，产后抑郁症的高危因素包括：未成年产妇，单亲妈妈，产妇经济基础差、教育程度低或交际范围窄，产妇本人在童年时期因父母照顾不周而一直缺乏安全感，产妇在怀孕期间缺乏丈夫等家人的关心。

疲劳

很多妈妈自己带孩子，丈夫

要上班，不能给予妈妈太多的帮助，妈妈很辛苦，容易产生委屈、烦躁、易怒等不良情绪反应，甚至对丈夫产生埋怨，讨厌无辜的宝宝。

怎样早期发现孕产妇抑郁倾向

介绍几条症状，孕产妇及家属可以自己评测是否有抑郁倾向。如果有问题必须去专业的心理医院进行诊断和治疗。

●长期失眠，早醒。睡眠质量差，睡醒后仍旧觉得疲乏。时间持续数周或数月。

●对人态度冷漠，对很多事情都漠不关心、没有兴趣。性格与以往反差较大。思维善变多疑，有时怀疑自己得病了，去医院检查又查不出来问题。

●总是喜欢跟别人比较，觉得自己比别人差。情绪焦虑、烦躁、易怒。

●性欲减退。自己觉得身体哪里都不舒服，具体是哪里又说不出来。

●饮食习惯变化大，暴饮暴食或者没有任何食欲。体重突然急剧增加或急剧下降。

●封闭自己，不愿意与人交流。安于现状，随遇而安。觉得一切都不重要，没有什么可做的事情。

●对胎儿或婴儿不关注、不关心。缺乏对婴儿的照顾能力。

●觉得活着没有任何意义，有时候会想到自杀。

以上症状如果出现三条以上的，就必须引起重视。应及早到专科医院去做检查，尽早干预，避免严重后果。

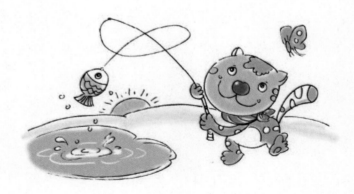

产妇如果有抑郁倾向如何调节

对于大多数产妇来说，产后抑郁症的症状经过一段时间会自然消失，一切恢复正常，约70%患者于1年内自愈，但再次妊娠时仍有50%的复发率。严重的抑郁症虽然药物治疗后会有改善，但是对妈妈的健康和宝宝的生长发育有影响，最好的方法是靠妈妈的自我调节，远离抑郁症。下面介绍几种自我调适的方法，希望能给大家提供帮助。

支持疗法

家人的陪伴非常重要，尤其是丈夫，要抽出时间多陪妻子，关爱、包容、鼓励、安慰妻子，与妻子共同面对已经出现的和可能出现的问题，丈夫的爱和陪伴会让妻子获得力量，有勇气面对和解决一切困惑与问题。

运动疗法

鼓励产妇在身体条件允许的情况下适当地运动，如散步、深呼吸、练瑜伽或进行户外有氧运动。运动后保证充足的睡眠，养成规律的生活作息习惯。有研究提示，运动是治疗抑郁症最好的方法。

音乐疗法

多听轻松舒缓的音乐，大脑边缘系统和脑干网状结构对人体内脏及躯体功能起到主要的调节作用，而音乐对这些神经结构能产生直接或间接影响；而且与宝宝一起听音乐还会促进宝宝的智力发育。

心理咨询师干预

当产妇面临严重的生活事件，不能自行处理时，一定要向专业人士求助，具体措施可以根据产妇的状况来决定。如果产妇只是轻微的抑郁症状，那么心理咨询师可以和产妇一起讨论事件，倾听她想要表达的意思，咨询师会引领着产妇自己看到问题，找到解决的方法。如果产妇抑郁症状严重就必须去看心理医生，通过医生的开导，必要时服用药物进行治疗，当然产妇一般是不能吃药的。

鼓励产妇参与一些心理沙龙

　　成长是一个永恒的主题，是一生都要面临的课题。现在网络发达，网上经常会有一些心理专业人士的讲座，多参与、多倾听，产妇会在活动中增长知识，开阔眼界，改变不良认知。更重要的是能够扩大自己的交友圈子，在圈子中学会交流，学会发泄情绪，接受自己的不完美，对生活充满信心。

 小知识
产妇宜进食一些有助于心情愉悦的食物，如香蕉、莲子、核桃等。

哺乳期也要控制体重

不少新妈妈在产后都会进入这样的误区：哺乳期胖就胖吧，宝宝有足够的奶吃才是正道！因此，我要大补特补，吃得越多越好；还要多卧床休息，少活动，这样才能保存体力照看宝宝。还有一些妈妈恰恰相反，为了能迅速恢复孕前的苗条身材，一生完宝宝，她们就开始了疯狂的减肥计划。更有甚者选择节食减肥，不愿意为宝宝哺乳。这些做法，都会对新妈妈自身和宝宝的健康不利。

卫生委发布的《母婴健康素养》提倡纯母乳喂养至少6个月，在哺乳期，新妈妈要想控制体重，应该遵循什么原则呢？

产褥期，即产后6～8周，是新妈妈身体各器官恢复到孕前正常状态的关键时期，尤其是产后1个月以内，新妈妈不要急于减肥瘦身。新妈妈这段时间要多吃富含营养的食物，但要注意摄入食物的热量不能过高；要多休息，但不能绝对卧床，可以进行散步或幅度不大的产后健身操等简单的活动。

产褥期结束，新妈妈的身体状态恢复较佳，便可以制订一个合理的体重管理计划，其实就是合理营养、适当锻炼及养成良好的生活习惯。

小知识

产后想减肥的妈妈切忌吃减肥药，否则不但影响自身正常代谢功能，对健康不利，还可能通过乳汁影响宝宝。

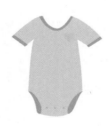

12

宝宝接种疫苗的部位发炎了，怎么办

宝宝在3～4周时，接种疫苗的地方会出现红肿，并逐渐形成一个小脓疱，自行破溃后流出一些分泌物，破溃处结成血痂后自行脱落，留下一个瘢痕，这个过程需要1～2周甚至更长的时间。这些都是接种卡介苗的正常反应，妈妈不要担心。

在此过程中，局部皮肤不必擦药或包扎，只需保持清洁和干燥，有脓液流出时，可用无菌棉签擦去，但不要挤压。如果局部反应严重，有长期流脓或伤口感染，腋下淋巴结明显肿大、破溃等，或伴有

小知识

卡介苗是一种减毒的活性牛型结核杆菌疫苗，1921年法国两位细菌学家卡默德（Leon Calmette）和介兰（Camile Guerin），足足花了13年的时间，培育了第230代被驯服的结核杆菌，才试制成功了预防结核菌的人工疫苗，为了纪念两位的伟大贡献，所以就将预防结核病的疫苗称为"卡介苗"。

高热等全身反应，应该及时去医院就医。

　　接种卡介苗对于预防结核病尤其是儿童结核病非常有效，但是接种了卡介苗不等于一定不会患结核病，而是具有了一定的免疫力，使宝宝的患病可能性大大减小，即使患了病，病情也比较轻。所以，接种卡介苗后仍需预防结核菌的感染，避免和结核病患者接触。

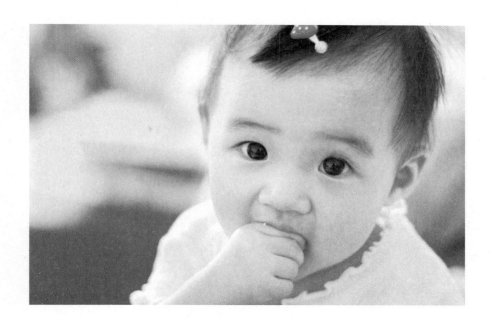

13

听懂宝宝的哭声

经常听到有的妈妈抱怨说，我家宝宝脾气特别大，怎么哄都不好使，特别不好带！其实妈妈只是不了解孩子罢了。这个时候的宝宝还不具备语言表达的能力，所有的问题只有一种表达方式，那就是哭！所以，妈妈要学会倾听宝宝的哭声，那宝宝爱哭的问题就好办多了！

宝宝饿了

小知识

早产的宝宝或出生时有脑损伤的宝宝，在生后头几个月可表现为夜间哭闹、睡眠不安稳，经常伴有抖动或惊跳，这是脑损伤引起的激惹症状，可以通过搂抱安慰或让宝宝俯卧在妈妈胸腹部的方式让他安稳些；或用棉包布将宝宝舒服地包裹起来，也有助于宝宝的睡眠。

宝宝哭的常见原因首先是饿了，多在喂奶后2～3小时开始。哭声较短，音量适中，长短均匀，特别是还有转动头部、张开嘴巴、左右觅食的动作。建议妈妈可以尝试喂奶，宝宝可能会立即停止哭泣。

宝宝尿了

宝宝哭的常见原因其次是尿了。宝宝刚吃完奶不久或刚睡醒后，哭声长短不一，没有节奏感，边哭还边扭动小屁股，那妈妈就要检查下宝宝的尿布了。

宝宝不舒服

如果宝宝的哭声有点儿烦躁不安，特别是还伴有诸如四肢乱蹬乱伸，就像蹬开被子的表现，一般来说是环境让他有点儿不舒服了。例如，如果是宝宝太热，妈妈在帮宝宝散热后哭闹很快就会停止；如果宝宝觉得冷，也会哭闹，只是不会有蹬被子的动作，这时候只要加一层被子就好了。另外，肠绞痛的宝宝也会表现为爱哭闹。

宝宝无聊，需要人陪

如果宝宝吃饱入睡前或玩耍前开始哭泣，哭声长短不一，无节奏感，还睁大眼睛左顾右盼像是找人，边哭边四处看，一哄就好了，那是宝宝无聊了。这时妈妈要陪陪宝宝，拍一拍、哄一哄，总之安抚一下即可，不要立即抱起来哄，否则容易养成一哭就抱的习惯，家长会很辛苦的。

宝宝困了

宝宝困了，打呵欠、揉眼睛，如果这个时候大人还去逗宝宝，宝宝就会大哭一场。此时宝宝的哭声一般很强烈，而且略有颤抖。这个时候妈妈就赶紧哄宝宝睡觉吧。

刺痛

本来宝宝是好好的，突然爆发出一阵尖锐的哭声，妈妈、爸爸一定要仔细检查一下宝宝周身的情况，是不是有伤口。如果宝宝被什么东西咬了，或是浴巾、衣物里混入了一些尖锐的东西刺伤宝宝，宝宝就会这样哭。有时候宝宝突然被吓到了，也会这样的。

宝宝健康时和生病时的哭声比较

健康的宝宝哭	生病的宝宝哭
宝宝哭声洪亮、中气十足，这么哭的宝宝一般都很健康，就是妈妈、爸爸比较心累。这种哭法多数为了情感需要，或是有肠绞痛等情况。后者很常见，没有大的危害。 应对措施：给宝宝揉揉肚子会起到缓解的效果。	如果宝宝哭声明显异于往常，甚至可能根本没什么力气，哭声轻微还带有呻吟，再配合上精神状态不佳、进食减少，要马上带宝宝去医院。 应对措施：仔细观察宝宝，最好尽快就医，特别是那种宝宝哭不出来的情况最需要警惕。

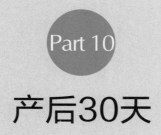

产后30天

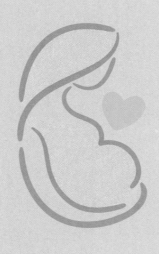

宝宝打预防针后发热·拒绝抗生素·小儿推拿·宝宝得了脐疝怎么办·捏脊的好处

宝宝满月了

宝宝出生后30天，需要到医院进行常规的发育检查。检测内容包括体重、身长、头围、胸围、眼睛、囟门、心肺、骨密度以及婴儿智能发育的评价等内容，各个医院的情况不同，检测的内容也会不太一样。

宝宝身高、体重、头围、身长等增长情况体现了孩子生长发育的状况和喂养的情况。个人认为，只要宝宝精神好，吃得好、睡得香，家长不要太在意体重。每个孩子的具体情况都不一样，经常听到一些家长说，邻居家的孩子1个月长了3斤，我家的孩子才长1斤多，是不是奶水不够吃啊？其实这些都不是什么大问题，只是宝宝的发育有快慢先后而已，各项指标与正常值不要相差太多就好了。

满月的宝宝到医院还要接种第二次的乙肝疫苗，注射后妈妈要注意宝宝的饮食和休息，当天不能洗澡，打针的局部皮肤注意不能感染。打预防针是利用人工制备的抗原或抗体通过适宜的途径进入人体，使机体获得某种传染病的特殊免疫力，使个体获得群体的免疫水平。如果孩子有过敏、癫痫史便不能接种。如果宝宝在接种的时候出现了严重的湿疹、疥疮等皮肤问题或宝宝有发热、营养不良、体弱等情况应暂时停止接种，待宝宝康复后，听从医生指导再进行补种。

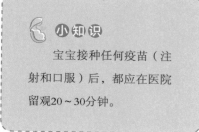

小知识

宝宝接种任何疫苗（注射和口服）后，都应在医院留观20～30分钟。

注射疫苗后，有的宝宝会有发热的反应，一般体温不会超过37.5摄氏度，可以在打针当天让宝宝多喝点儿水，注意休息。如果发热反应比较严重，就要及时就医治疗，以免延误病情。关于宝宝接种疫苗后发热的处理方法在"打预防针后发热的处理"一节会详细阐述。

02

打预防针后发热的原因

宝宝在打了预防针后为什么会发热呢？宝宝在打预防针后发热是注射疫苗后引起的不良反应，简言之就是接种反应，这是正常的现象。因为疫苗本身发热就是一种降低了活性的病毒，在接种后必然会引起一定的副作用，不过家长不用着急，如果宝宝没有其他的不良症状，就不用给宝宝吃药。

宝宝如果打预防针后发热，最好采用物理方法退热，只有体温超过38.5摄氏度才需要用退烧药（如果是有过高热惊厥的孩子，注意不要等到这个温度再处理，以防高热惊厥的发生）。另外要特别注意，宝宝发热可能会引起呼吸道和消化道等各种并发症，此时建议家长不要给宝宝使用消炎药，因为如果用了消炎药，那么注射的疫苗就不起作用了。

小知识
早产的宝宝体重达到2000克～2500克就可以接种疫苗了。

疫苗植入人体后，身体敏感的宝宝可能反应会比较大，有的宝宝不仅是发热，还会出现其他常见反应和局部反应，全身反应如呕吐、恶心、腹泻、精神不振等；局部反应如硬结、红肿、瘙痒，严重的甚至还可能出现脓疮，甚至溃疡。

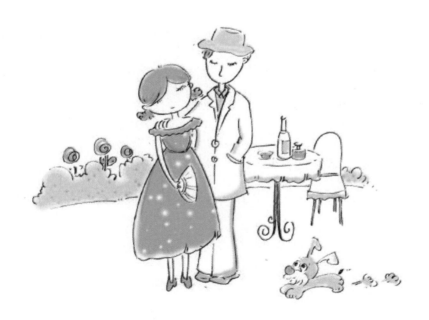

03

打预防针后发热的处理

传统观念认为，宝宝发热应该把热汗"逼"出来，因此大人会给宝宝穿很多衣服，盖得严严实实的，但其实这是不对的。宝宝在发热的时候，全身会发抖，但这并不是因为冷，而是由于身体温度升高造成的痉挛，家长要特别注意这点。当宝宝打预防针后遇到发热的问题，建议可以通过下面这些方法来解决。

湿毛巾敷额头

小知识

一定要注意观察宝宝的精神状态，如打预防针后出现嗜睡、昏迷的表现要及时就医。

把毛巾用温水打湿，注意不要太凉，比孩子的体温低就好了，温度太低会引起宝宝的不适。隔几分钟更换一次。退热贴也是不错的选择。

洗个温水浴

打一盆温水，用毛巾擦拭宝宝的全身，或者洗个温水澡也行，这样可以促进散热，帮助降温。

如果宝宝睡觉了，没办法洗澡，可以用温水洗洗手、洗洗脸，不要太快擦干，水分在自然干的同时也会带走部分的热量。

多给宝宝喂奶

给宝宝喂奶，补充体液，这是最基本的降温方法，而且非常有效实用，适合于所有发热的宝宝。

按摩穴位

当宝宝发热时，可以给他按摩相对应的穴位，例如背上的大椎穴（退烧最管用）、肺经等。这个比较专业，穴位需要学习才能掌握，后面会给大家讲到！

拒绝抗生素，从妈妈做起

现在人们越来越了解滥用抗生素的危害，尤其输液这种给药方式，在医学上属于侵入性操作范畴，等于一次小手术。注射液中的不溶性微粒进入血液循环，极易出现肺肉芽肿、肺水肿、静脉炎症和过敏反应等。因此，静脉输液是公认最危险的给药方式。

所以，增强宝宝体质、预防疾病的工作就显得尤为重要了。妈妈在照顾好宝宝的饮食起居的同时，还要注意宝宝的身体变化，并根据宝宝的情况，采取一些安全有效的治疗方法，是能够起到控制疾病发展的效果的，这种方法就是小儿推拿。

讲一个发生在我身上的例子吧。2015年，从秦皇岛到武汉的高铁开通了，我们带着孩子到武汉去看樱花。晚上下火车时，正赶上武汉下大雨，我们身上的衣服都被淋湿了。可能是受凉和劳累的缘故，到了第二天晚上，孩子就不停地咳嗽，不能入睡。平时我在家里也会给孩子按摩和拔罐，可住在酒店，又是晚上10点多了，我也没有工具，听着孩子咳嗽也是太难受了！于是我灵机一动，决定用嘴代替玻璃罐，去啜平时治疗咳嗽的穴位，轻按一下，孩子的皮肤就变成了红褐色，依次啜过几个穴位后，再让孩子喝了点儿水，孩子马上就安稳地睡着了。接下来的几天里，孩子也没有再出现咳嗽的症状，顺利结束了武汉之旅。如果当时我没有采取治疗方法，孩子咳嗽一宿不说，病情进一步发展到发热吃药，那我们这趟旅行就会大受影响了。

所以，在孩子出现症状时，妈妈及时采取一些中医的小方法，对控制孩子疾病发展，效果是很明显的。介绍一些我自己的小经验：当我摸孩子的手有些燥热时，或感觉孩子口气比较重、有臭臭的味道时，我就知道孩子出现了上火或积食的情况，就会给孩子按摩、拔罐，或找中医去给孩子调理。经过治疗后，孩子的这种情况就会消失了。现在我的孩子上六年级了，老师曾经和我说过，你家的孩子好像没请过病假，这是不是我们听过最好的表扬了？

一个好妈妈不单单是让孩子吃好穿暖，还要做好孩子的健康保障工作。不是等孩子发热感冒了，慌慌张张带着孩子去急诊输液，而是在平时增强孩子的抵抗力，减少孩子患病的可能。孩子有了问题，妈妈自己先要会判断和找到处理方法，这才是我们应该做的。

出了月子了，妈妈的身体也恢复了，让我们抓紧时间学习，对一些保健知识和方法多一些了解，做一个守护好孩子健康的super妈妈！

 小知识

经医生诊断是严重细菌感染的宝宝，抗生素治疗是有益的，家长不要盲目拒绝。

浅述小儿推拿

　　小儿推拿历史悠久。埃及古老的医学经典里就有利用按摩来治疗婴幼儿哭闹不止的记载。印度最早的医学典籍中也列举了很多利用按摩帮助患儿恢复健康的事例。哥伦比亚人更是受"袋鼠哺育法"的影响，把婴儿直立着包裹在母亲胸前的衣服中，和母亲形成亲密的肌肤接触，这种方式不仅能让婴儿睡得更熟、更香、更少哭闹，学步也较其他婴儿要早。墨西哥人也经常会用按摩的方式治疗婴幼儿的腹胀、便秘、消化不良、腹泻及呕吐等症，效果均非常显著。

　　在中国，小儿推拿至今已有2000多年的历史。它属中医学的重要组成部分，其历史悠久，源远流长。早在唐代，"药王"孙思邈的《千金药方》中就有这样的记载："治少小新生肌肤幼弱，喜为风邪所中，身体壮热，或中大风受阻惊掣。五物甘草生摩膏方……"到了明清时期，婴幼儿按摩形成了独特的体系，大量的书著如雨后春笋一般涌现。

　　所谓小儿推拿，是以中医辨证为理论基础，通过对穴位的点、按、推、拿，达到调节脏腑、疏通经络、调和气血、平衡阴阳的目的，是改善小儿体质、提高机体免疫力的一种保健、治疗方式。小儿推拿是纯绿色疗法，治疗适当，不会对孩子产生副作用。

小儿推拿治疗小儿疾病的范围广泛，一般常见的病症都能通过推拿手法进行治疗。小儿感冒、发热、便秘、腹泻、呕吐、咳嗽、遗尿等，如果能及时进行推拿治疗并且治疗得当，效果是很明显的。

小儿推拿的手法多种多样，虽然有些手法在名称上和成人推拿一样，但是具体的操作却是不一样的。小儿皮肤、脏腑娇嫩，耐受力差，手法一定要轻柔，刺激强度要适宜。而对于一些急性的或伴有高热的传染病，或脏器有病变如肺炎、结核推拿，按摩只能配合治疗。如果小儿患有急性化脓性阑尾炎、肠穿孔、胆道蛔虫引起的胆囊炎等发病急的疾病，就要去医院就医治疗，决不能因按摩而延误病情。骨折、皮肤皲裂、溃疡的患儿也不宜进行推拿治疗。

只要妈妈能够多多学习，并能根据自己宝宝的具体情况进行对症的保健按摩，每一位妈妈都会变成一个优秀的小儿保健医。

小知识

给宝宝做推拿治疗前，必须要有明确的诊断，不能盲目推拿。如果家长不能肯定，应先带宝宝到医院就诊。

应对宝宝发热的有效推拿方法

感冒发热是宝宝最常见的问题。孩子小，不知道冷暖，冷了不知道第一时间穿，热了出汗也不会告诉妈妈我要脱衣服，一冷一热就容易感冒发热。这个时候我们可以选择小儿推拿的方法帮助孩子快速退热。

下面给妈妈介绍一下操作的手法：

第一步：开天门。在宝宝的眉心至发际，用两手拇指腹面着力，沿着宝宝的眉心交替向上推至前额发际处，推50~100次。这个手法有镇静安神的作用。

第二步：推坎宫。坎宫就是指眉弓，从眉心沿着眉棱骨向眉梢的一条横线。用双手拇指指腹从宝宝的眉心向两侧的眉梢处分别推50~100次。这个手法有醒脑明目、疏风解表的作用。

第三步：推三观。三观位于宝宝双手前臂的桡侧缘，操作时用拇指桡侧面，或食指、中指并拢用指腹沿着宝宝的前臂外侧缘，自腕横纹向肘横纹推200~300次。推三观可以补气行气、发汗解表，可以用于治疗一切虚寒病症，对风寒感冒引起的小儿发热有很好的退热效果，但要注意，外感风热所引发的发热不宜使用。

小知识

在给宝宝做推拿时，应选择避风、避强光、噪声少的地方。室内应干净整洁、温度适宜、空气清新。

第四步：推天河水。天河水位于小儿前臂的正中线上，为腕横纹中点的连线的一条直线。用拇指指腹或将食指、中指指腹螺纹面着力，沿着小儿前臂正中线，从腕横纹推向肘横纹200～300次。这个手法可以清热解表、泄火除烦。

第五步：推六腑。六腑位于前臂尺侧，自肘横纹至腕横纹头连线的直线上。用拇指或食指、中指指腹螺纹面着力，沿着小儿前臂的尺侧（内侧缘），自肘横纹向腕横纹推200～300次。这个手法可以清实火、退高热。

第六步：清肺经。肺经位于无名指的掌面，有指尖到指根的一条直线上。用拇指指腹面着力，从小儿的无名指指尖推向指根处，连续推100次。这个手法可以宣肺清热，疏风解表，用于治疗小儿感冒发热效果明显。

第七步：拿风池穴。风池穴位于颈部，当枕骨之下与风府穴相平，胸锁乳突肌与斜方肌上端之间的凹陷处。用拇指和食指指腹拿捏小儿发际后两侧的凹陷处风池穴5～10次。拿风池穴能够发汗解表，疏风散寒，可以用来治疗发热、头痛等症状。

上面介绍的这些手法，妈妈可以到专业的机构学习，多加练习，在宝宝出现问题时就可以自己处理了。如果宝宝出现高热惊厥，体温升高3天不退，还是要到医院就诊的。

宝宝得了脐疝怎么办

　　宝宝的肚脐结痂掉了，可是怎么鼓出来一个大包啊？老人说是得了"气肚脐"，怎么办啊？

　　脐疝就是我们俗称的"气肚脐"，是新生儿和婴儿时期常见的疾病之一。脐带脱落后，脐部瘢痕区由于胎儿阶段脐带从腹壁穿过，是腹壁一先天性薄弱的地方。宝宝在婴儿期时，两侧腹肌未完全在中线合拢，留有缺损，医学上称为脐环。当宝宝因哭闹过多、咳嗽、腹泻等活动使腹内压力增高时，便会导致腹腔内容物特别是小肠，连同腹膜、腹壁皮肤一起由脐部逐渐向外顶出，形成了脐疝。

　　大多数脐疝通过脐部筋膜环的逐步收缩会在1岁内自愈。因此，患儿2岁前，除非出现嵌顿的情况，是可观察等待自愈的，而采用非手术疗法促使自愈，也是有明显效果的。如果宝宝脐疝突出较厉害，但范围不大，可以用一个一元硬币加上棉花用布包住缝起来，然后缝上宽松紧带，硬币部分贴在脐部，整个绑在宝宝身上，把突出的肚脐压回去，坚持戴能促进恢复。

如果宝宝出现疝内容物不能还纳，不排气、排便，恶心、呕吐，剧烈哭闹不止等机械性肠梗阻的表现，应尽快就医诊治。

小知识

早产儿、有肠绞痛的婴儿容易出现脐疝。随着早产儿成熟或4～6个月肠绞痛逐渐好转，腹压逐渐恢复正常，出现脐疝现象会减少。

08

捏脊的好处

小儿捏脊是很多家长熟悉的手法，也热衷于给自己的宝宝做。

许多推拿的书籍里会写到或小儿推拿的专家会谈及捏脊的好处，比如疏通经络、升阳开胃、促进气血运行、改善脏腑功能以及增强机体的抵抗力等，而对于不适宜捏脊的情况很少提及，这就给家长一个错觉，认为每个孩子都适合做捏脊保健，但事实情况往往不是这样的。

一般的小儿推拿教材和养生书籍中所说的捏脊指的是上捏脊（从下往上捏），但实际应用当中，也会有下捏脊（从上往下捏），不过因为日常保健下捏脊用得比较少，所以大多数家长就只知道上捏脊。上捏脊、下捏脊有不同的适应证，要了解其适用症状就得知道捏脊的原理。

> **小知识**
> 没有医生指导，家长最好不要自行给宝宝捏脊。

捏脊是在后背的膀胱经和督脉上操作的，上捏脊是从长强穴（尾骨尖附近）向上捏至大椎穴。督脉主一身之阳气，督脉上几个主要穴位都是升阳的穴位。根据经络按摩"顺经为补，逆经为泻"的原则，顺督脉自下而上捏脊的目的是升阳，属补法。下捏脊顺序跟上捏脊相反，逆泻督脉，有清热泻火通便之效，属于泻法，平时多用于实热证，比如发热或便秘的治疗，极少用于平时保健。实际运用中下捏脊往往只捏不提，或用推背代替。

例如，实热证的小儿发热，手上的穴位推拿完后加推背（从大椎穴推至长强穴）至皮肤发红、发热，能有效加快退烧速度。上捏脊能调动一身阳气，阳气升，可温肾健脾，令脾肾得以运化；同时，捏脊经过后背膀胱经上一系列重要腧穴，对肾、脾、肺都有直接影响。因为上捏脊的根本目的是补阳气，所以更适合虚寒证为主的积食、便秘、腹泻、感冒等症状，对于素体阳虚的孩子而言，阳气得到提升，抵抗力自然会增强，胃口也会变好。而对于实热证或阴虚内热证就不适合经常上捏脊，否则会越捏内火越重，很可能会出现便秘加重、口舌生疮、盗汗加剧，小儿晚上睡觉烦躁甚至发热。

曾经我们中医科的大夫告诉我，临床上遇到一个孩子长期严重盗汗、便秘，经常扁桃体发炎，而且因为盗汗严重又经常感冒，在门诊时医生问孩子的妈妈有没有经常给孩子上捏脊，结果她说坚持给孩子上捏脊差不多2年了，几乎天天捏，冬天也没停过！这位妈妈非常不解地问："书上不都说捏脊可以增强抵抗力吗？可为什么我天天给孩子捏身体反而越来越差呢？"这就是长时间不适当捏脊引发的副反应，这样的病人我们在门诊时常会遇到。所以，无论是多好的保健法，也是看个人体质的。

给孩子捏脊应注意什么

　　有的专家强调捏脊以7岁（虚岁）为分界线，7岁前的从下往上捏，7岁后的从上往下捏。试问体质会跟年纪有直接关系吗？莫非7岁以下的都是阳虚，而7岁以上的都为阴虚？上捏脊大补阳气，会助热，热就会促使身体机能加速运化，因此要根据孩子体质不同适可而止，每日不可多捏，一般3～9遍就可以，多捏无益。有的家长盲目相信捏脊的保健效果就觉得捏得越多越好，每日给孩子捏上十几二十遍，而且早上捏完晚上还继续捏，长期坚持的话反而造成更严重伤害。特别提醒下，因为上捏脊会加重胃火，胃强脾弱的孩子，就是那种非常能吃老感觉吃不饱又容易积食的孩子，家长一定不要给孩子经常上捏脊，这种孩子现在我在临床上见得不少。

　　什么时间上捏脊最合适呢？按一天时辰来看，最好是早上，早上旭日东升，也是人体一身阳气生发之时，此时上捏脊顺应了大自然规律，效果也会比较明显。而晚上是养阴的时间，原则上不可上捏脊，否则升阳伤阴，反招实热病患。有些家长反映晚上给孩子上捏脊后睡眠变差甚至烦躁不安，就是这个原因。按照一年时辰看，最好是春、夏捏脊，冬季应以藏阳为主，上捏脊会造成阳气外泄，而且因为冬天较冷，阳气外泄就易感染风寒，所以原则上冬季不宜捏脊，家长一定注意。

有家长问到，我家孩子容易感冒，有点儿便秘，但又不是很容易上火；有的说孩子分不清楚是哪种体质，既不容易上火也算不上虚寒，但很想给孩子做捏脊保健。对于这种情况，建议家长早晨给孩子上捏脊，而晚上给孩子自上而下推背，或者早晨做完上捏脊后给孩子揉下三阴交和搓下涌泉穴，这样可以在一定程度上防止上捏脊造成的上火。但是，对于实热很明显的孩子，依然不建议经常给孩子上捏脊。

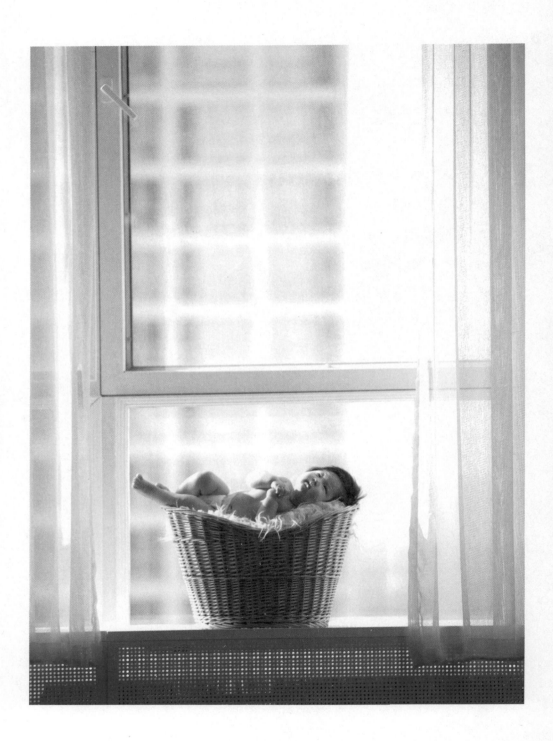

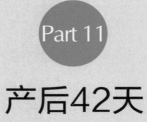

Part 11

产后42天

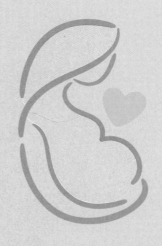

及时去医院复查·何时恢复夫妻生活·如何避孕·瘢痕子宫妊娠
的风险·如何区别哺乳期暗红分泌物与月经·盆底康复

要去医院复查，有必要吗

　　怀孕是女性一生中生理变化最大的阶段。女性产后恢复得好不好，直接影响到以后的身体健康情况，恢复得好就像钟丽缇、小S一样身材火辣，继续我们的精彩人生；恢复得不好就直接跨进大妈行列了。相信每一位妈妈都不想把自己划入大妈行列吧！所以，产后及时去医院复查，听专业医生的康复建议，是对每一位妈妈都非常重要的事情。

　　那么产后复查都会做些什么项目呢？

妇科检查

 小知识

　　生产完的妈妈一般在产后7天左右（剖宫产10天左右），开始进行盆底肌肉锻炼，如臀部上提、收缩肛门等运动，注意幅度要小、动作要舒缓，不要太剧烈。

　　妇科检查是妇科医生对女性阴道壁、子宫、盆腔的一种最直接的检查，可以从外观和内诊两方面看女性的生殖系统是否恢复到孕前状态。

超声检查

超声检查可以弥补医生用肉眼看不到的子宫内部、盆腔的全面情况，了解妈妈子宫内是否还有脱膜、积血残留等问题。

血尿常规检查

血尿常规检查是看妈妈有没有贫血、炎症等基本的问题，是一般常规体检里都会检验到的内容。

盆底肌力检测

盆底肌力检测是妈妈最应该关注的复查项目，盆底肌力恢复得好不好，直接影响到女性以后的幸福生活！妈妈们是不是觉得有点儿危言耸听？其实一点儿都不过分。很多妈妈都会反映，生过宝宝以后夫妻生活和产前不一样了。因为分娩给我们盆底肌肉带来了不可逆的损伤，影响到了阴道的收缩力或张力，而造成妈妈不愿意和老公同房或无法同房。盆底肌力检测能及时发现女性产后盆底康复的情况，解决妈妈们这些问题的同时，更对我们预防压力性尿失禁，盆底器官、组织脱垂的疾病起到了重要的作用。

02

复查没问题，什么时候可以恢复夫妻生活

对于每一对年轻夫妻来说，怀胎十月，一朝分娩，原本和谐的、规律的性生活被打乱，在宝宝降生后，都希望早一天恢复夫妻生活，因此也都十分关注产后多久可以同房这个问题。那么，产后多长时间可以同房呢？

在医院医生给妈妈做过内诊和超声检查，排除了病理的因素后，对妈妈一般都会有一个判断，但是有的妈妈可能不好意思向医生做这方面的咨询，其实这就像是吃饭、睡觉一样是特别平常的事情，所以妈妈不用难为情，放心去问就好了，医生会给你一个专业的回答。

如果你没有问医生，或当时得到的答案是否定的，那妈妈也不用着急，夫妻生活什么时候开始，主要是看妈妈的身体恢复情况而定的。

一般来说，产妇的恶露需要在产后的4～6周才能排干净，也就是28～42天才能将体内的恶露排干净，有的妈妈甚至时间更长。在恶露

222

没有完全排干净之前，也就是在产后的4～6周是不允许同房的。在恶露排干净之后，生殖系统基本恢复正常了，才可以考虑同房。如果过早恢复性生活，妈妈的子宫内膜创面还没完全愈合，会将各种致病菌带入女性的阴道，引起产褥期感染，如阴道炎、盆腔炎、子宫内膜炎等妇科疾病，严重的甚至会发生致命的产后大出血。

产后同房需要注意一些问题：在第一次同房的过程中，动作要轻柔，幅度不能太大，频率不能过快，动作不能过于剧烈，插入不能过深，否则就可能会引起阴部裂伤；房事在开始时不能过于频繁，要控制频率，尤其妻子带孩子很辛苦，丈夫一定要尊重妻子的意愿。需要特别提醒注意的是，如果产后同房发生了异常出血，应及时就诊，以免出血过多引发不良的后果。

 小知识

妈妈适当做下凯格尔运动。凯格尔运动能有效锻炼妈妈的盆底肌，简单的做法是平躺、双膝弯曲，收缩臀部的肌肉向上提肛，保持收缩10秒，再放松10秒，10次为1组，一天做3组。这样做可以改善和提高产后性生活的质量哦！

都说不来月经就不会排卵，那还需要避孕吗

首先这个说法是不正确的，不来月经也是有可能排卵的。从理论上来讲：哺乳期卵巢不排卵，但实际上产妇受环境及情绪变化的影响，经过神经体液内分泌调节，从产后21天起，部分产妇的卵巢就可以恢复排卵了。

我在病房里遇到分娩间隔时间最短的妈妈，两个孩子只差了11个月。虽然国家已经放开了二胎的政策，但是女性的子宫在还没完全恢复好的情况下就孕育下一个宝宝，多多少少会让家人担心妈妈和胎儿的安全与健康。尤其是剖宫产的妈妈，一定不要让这样的事情发生在自己的身上。

如果不哺乳，月经可在产后的6～8周恢复；如果哺乳，月经可推迟到产后2～8个月恢复，也可能直到停止哺乳才恢复，这其实没有固定的时间，因为个体差异是很大的。另外，由于产后生殖内分泌的调节功能刚恢复，导致排卵周期不够稳定，同时受环境及情绪波动

的影响，可使排卵期提前或推迟。所以，女性在哺乳期、月经未恢复期，以及所谓的"安全期"，都应该采取合理的避孕措施，避免意外怀孕。

现在避孕的方法有很多，服避孕药、打避孕针、使用避孕套、采用皮下埋植或者宫内放置节育器等。哺乳期最适合妈妈的方法还是使用避孕套，因为服用避孕药会影响妈妈哺乳，所以不推荐在这个时候使用。因为子宫还没有恢复到孕前的状态，子宫较大，宫腔较深，过早放置节育器非常容易脱落，对于刚生产完的妈妈来说也不适用。

小知识

产后第一次月经来的量也会依个人体质而定，产后的前几次月经，可能会出现与以往不同的状况，不论在月经的量或其规则性上。请注意，当出血量过大，或出血过久或太久没来时，都应该及时到医院检查。

04

瘢痕子宫妊娠的风险

之前我们介绍了关于产后避孕的小知识，而对于剖宫产的妈妈来说，做好避孕措施尤为重要。

剖宫产给妈妈的子宫留下了不可消除的瘢痕，而瘢痕旁边的子宫壁会相对变得比较薄弱，如果在子宫还没有完全恢复好的情况下，妈妈就再次怀孕，对子宫可是一个不小的考验啊！临床上也有剖宫产史的产妇在怀二胎时子宫瘢痕处破裂导致子宫不得不被摘除的病例。在单独二孩政策出台之前，这种病例相对少见，但如今政策已经落地了，70后、80后的妈妈们都想生二胎，而这部分人群也是剖宫产比例较高的人群。

 小知识
瘢痕子宫是导致子宫破裂的常见原因，一旦确诊应尽快剖宫产终止妊娠。

临床中还有一种更危险的妊娠状态，就是瘢痕妊娠。瘢痕妊娠是指有过剖宫产史的女性，在再次妊娠的时候，孕囊着床在子宫原疤痕处，常导致阴道大量流

血以及晚期的子宫破裂，是较难处理的异常妊娠。原因可能是剖宫产后子宫切口愈合不良，瘢痕宽大或局部有微小孔隙，当受精卵运行到这个位置时通过微小孔隙进入子宫肌层而着床。如果妈妈是在剖宫产后出现停经并伴有阴道的不规则流血，应尽早去医院做相应的检查，以免发生致命的大量出血而危及生命。

所以，剖宫产的妈妈更要注意避孕，如果想要生二胎的话最少也要隔2年再计划吧！

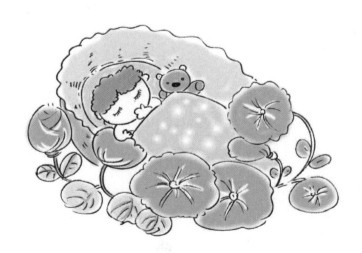

05

如何区别哺乳期暗红分泌物与月经

哺乳妈妈常出现一个现象，就是恶露明明已排干净了，但一段时间后，又开始出现一些暗褐色、粉红色或是暗红色的分泌物，量较小，也不会规律地持续多天。这并非月经来潮，而是因为宝宝吸吮母乳，使泌乳素升高、排卵受到抑制，卵巢所产生的激素使子宫内膜增生；加上因吸吮乳头造成的子宫收缩，使子宫内膜剥落所导致的微量出血。这种分泌物还会因血量及流速不同而产生不同的颜色变化，妈妈不必紧张，记得应在产后42天到医院做检查。

当月经到来时，哺乳妈妈的乳汁会发生一些变化：量会有所减少，乳汁中蛋白质含量偏高，脂肪略少，虽然这种乳汁有时会引起宝宝消化不良，但极短暂，经期过后就会恢复正常，因此无论是处在经期的什么阶段，妈妈都无须停止哺乳。

为什么要做盆底康复

　　我们所说的盆底一般是指封闭骨盆底的肌肉群。这一肌肉群犹如一张"吊网"，尿道、膀胱、阴道、子宫、直肠等脏器被这张"网"紧紧吊住，从而维持正常位置以便行使其功能。

　　那么，产后妈妈为什么要进行盆底肌康复呢？经历了妊娠和分娩的女性，不论是顺产还是剖宫产，十月怀胎的过程都会造成盆底肌肉不同程度的损伤。妈妈在怀孕、分娩过程中，盆底肌肉及其筋膜由于扩张而失去弹力，而且常有部分肌纤维断裂。一旦这张"网"弹性变差，"吊力"不足，便会导致"网"内的器官无法维持在正常位置，从而出现相应功能障碍，如大小便失禁、盆底脏器脱垂［子宫脱垂、阴道前（后）壁膨出］等。临床上常有中老年女性因发现外阴有肿物脱出才到医院就诊，但由于就诊太晚，脱垂程度较严重，往往错过早期康复治疗的时机，不得不接受手术治疗。

　　除了怀孕、分娩等原因外，长期便秘、提过重物品、肥胖、长期咳嗽、雌性激素水平改变、年龄增大、大运动量锻炼等都会一定程度上损伤盆底肌肉。

很多四五十岁的女性在腹压增大（如咳嗽、打喷嚏、大笑）时有尿液不自主漏出，就是压力性尿失禁的表现。经常漏尿使内裤有一种洗不去的难闻气味，更严重的可能需要用护垫，给生活造成极大不便。我每次在病房给妈妈们讲到这里时，旁边的姥姥和奶奶们都会随声附和。

为了以后的生活更美好，妈妈们还是不要耽误了我们最佳的恢复时期哦！

每个产妇的盆底损伤情况不同，每个人初始的肌肉收缩能力是有差异的，部分产妇Ⅰ类肌肉纤维收缩能力较好，部分产妇Ⅱ类肌肉纤维收缩能力较好，有小部分甚至无法识别盆底肌肉收缩。因此，产后盆底肌肉康复是无法统一治疗标准和固定训练模式的，必须遵循个体化治疗原则，针对每个产妇的自身情况及在康复过程中的效果做及时的调整，制订个体化的训练模式和方案。

最好的医生是自己！没有人比你自己更了解自己的身体！只有你了解自己的最佳状态是什么样的，知道自己的身体经历了哪些不利于健康的因素。知道了问题的所在，并能做出对应的处理，我们就能管理好自己的身体，做自己身体的管理者！

 小知识

　　Ⅰ类肌肉纤维是维持持续张力的慢收缩纤维，Ⅱ类肌肉纤维是快收缩纤维。我们平时保持一个姿势不动的情况下主要是Ⅰ类肌肉纤维工作，但是当我们改变原有姿势或突然用力的时候，就是Ⅱ类肌肉纤维在工作了。